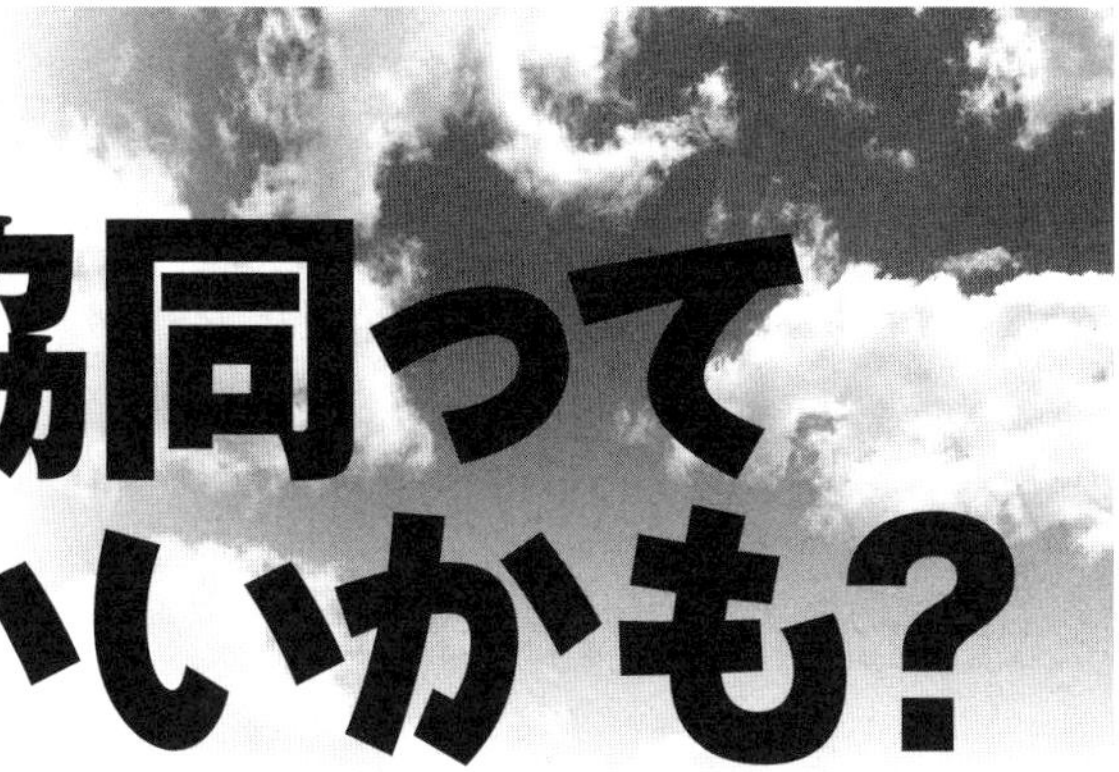

協同っていいかも？

南医療生協いのち輝くまちづくり50年

西村一郎
ジャーナリスト・生協研究家

合同出版

南医療生協の病院・診療所、この本でとりあげた施設

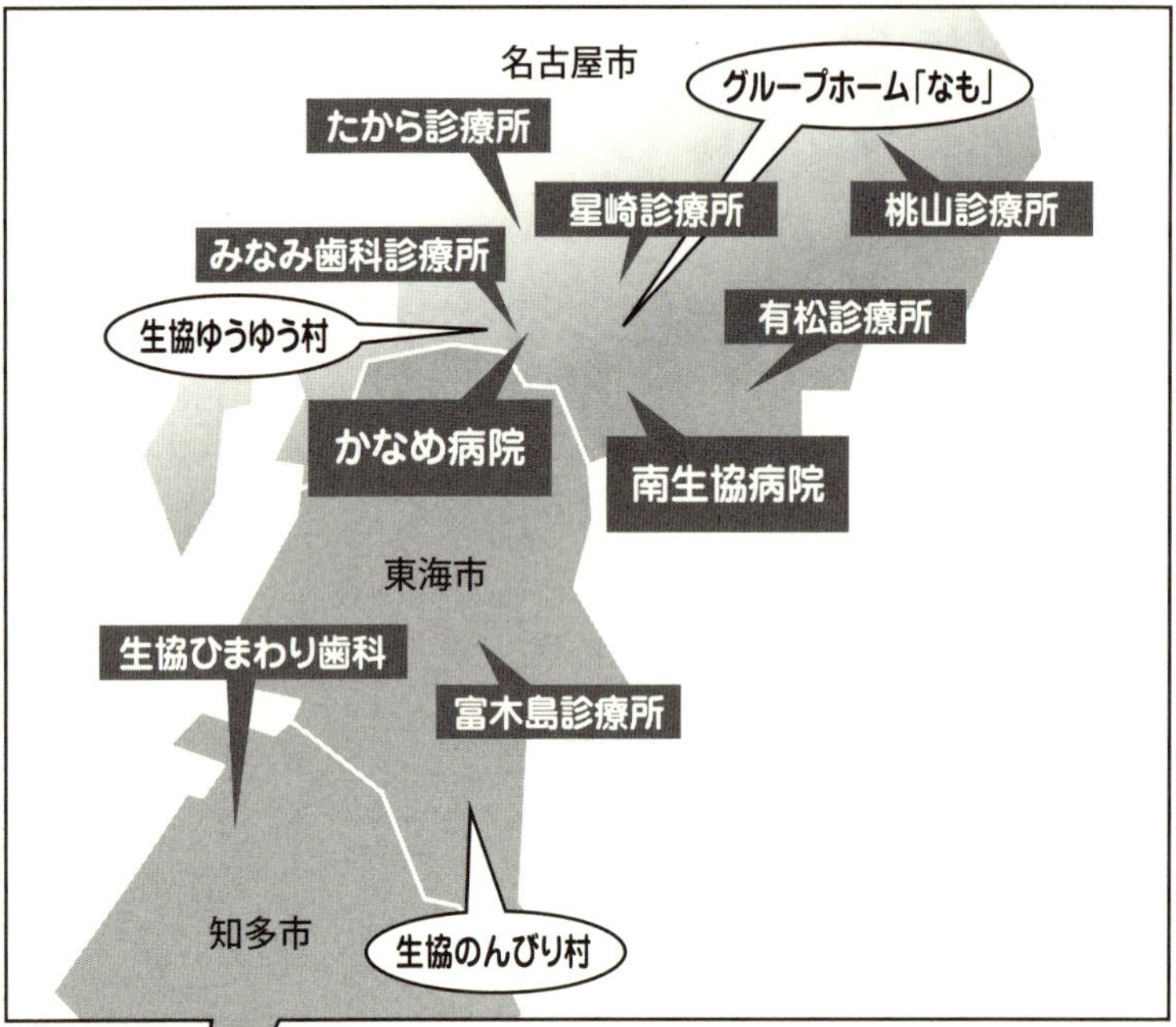

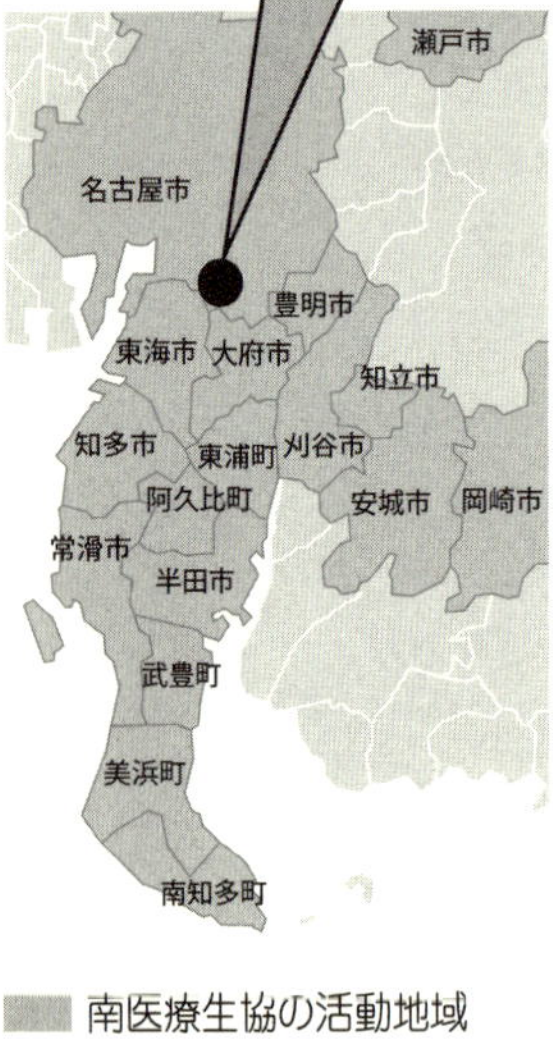

◇ブロック一覧表（2011年9月末現在）

NO.	ブロック名	地域
1	名南	名古屋市南区南西部
2	星崎	名古屋市南区南東部、緑区浦里
3	たから	名古屋市南区中北部、瑞穂区
4	東海市	東海市
5	知多半島	知多半島
6	桃山	名古屋市緑区北部
7	天白	名古屋市天白区
8	緑	名古屋市緑区東部、豊明市
9	大高	名古屋市緑区大高町
10	大府東浦	大府市、東浦町
11	西三河	知立市、安城市、刈谷市、岡崎市
12	その他	瀬戸市

■ 南医療生協の活動地域

もくじ

おわりに

写真提供：南医療生協・近藤美和
おことわり：肩書きは、取材当時のものを使用いたしました。

はじめに

1 ワクワクする南医療生協

「協同っていいかも?」

2009年に愛知県南部の東海市で開設となった約900坪の「生協のんびり村」もそうだし、2010年にJR南大高駅前へ約5500坪で7階建ての新南生協病院がオープンしたときも、それぞれの施設を前にして私はすっかりうれしくなった。

「生協のんびり村」では、細長いグループホームと多世代共生住宅である長屋の間に、木造の食堂や喫茶室があり、さらに食堂へ併設した浴室には、何と鋳鉄製の丸い五右衛門釜をすえつけてある。昔ながらの空間で、高齢者の方にゆっくりとくつろいでもらうための工夫である。私も首まで湯に浸かってみると、たしかにどこか懐かしい。

新設された南生協病院は、まるでホテルのような広いロビーに入ると、消毒液ではなくてコーヒーの香りが漂ってくる。ゆったりしたソファーに座って見渡すと、同じフロアには、旅行代理店の「みなみツーリスト」や、コンビニエンスストア「なんでもかんでも」もあればカフェ「ろっちでーる」があり、2階には、健診・ドックセンター、フィットネス・クラブｗｉｓｈ《ウィッシュ》、院内図書館の「みなしる文庫」がある。石窯焼きベーカリー「ダーシェンカ」やオーガニックのレストラン「にんじん」、多世代交流館「だんらん」も同じ敷地にある。病気や怪我の人だけが来る病院でなく、健康な人も対象にした施設として設計されているのが面白い。

図①のように三角形の病院棟（南生協病院）、楕円形の本部棟（ＣＯ－ＯＰ健診・フィットネスセンター）、長方形の多世代交流館があり、病院棟と本部棟はエントランスでつながっている。ここには南医療生協の「みんなちがってみんないい」の思想が反映されている。金子みすゞが、あらゆる物の命と存在を慈しみ、「みんなちがってみんないい」と詠んだ願いにもつながる。

施設のユニークさにも驚いたが、大勢のボランティアさんが小まめに動いていることに、他の病院にない新鮮さを感じた。広いロビーには、オレンジ色のエプロンを着けた数名のボランティアさんが常駐していて、支払い機の前で操作などの手助けをしている。あとで紹介する東海市の「生協のんびり村」では、揃いの作務衣《さむえ》を羽織ったボランティアさんたちが、庭の花の手入れなどをしていた。

南医療生協の施設、医療スタッフ、ボランティアさん、患者会など、つまり関係者のすべてに

図①：南生協病院見取り図

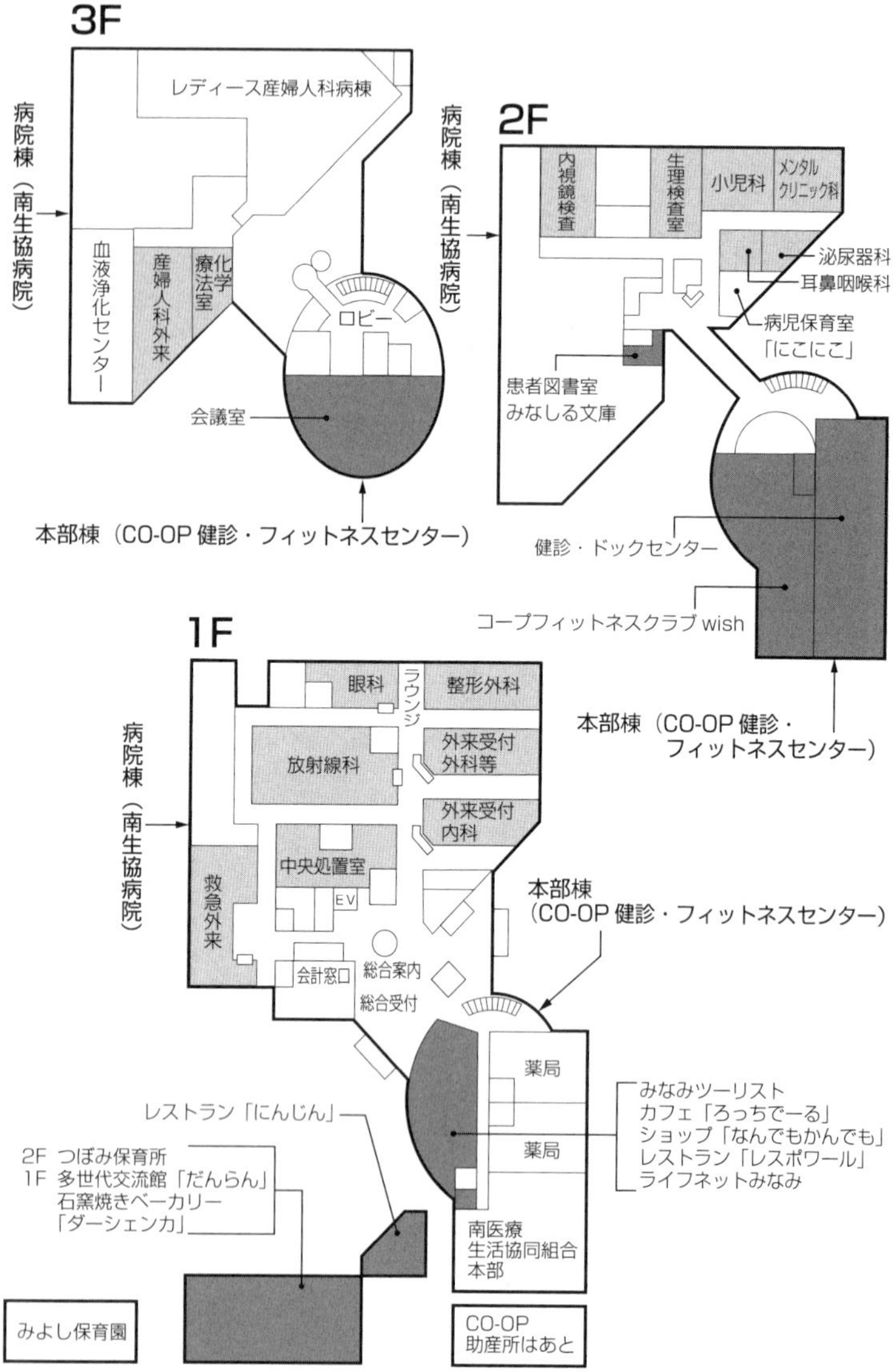
3F
レディース産婦人科病棟
病院棟（南生協病院）
血液浄化センター
産婦人科外来
化学療法室
ロビー
会議室
本部棟（CO-OP 健診・フィットネスセンター）
2F
病院棟（南生協病院）
内視鏡検査
生理検査室
小児科
メンタルクリニック科
泌尿器科
耳鼻咽喉科
病児保育室「にこにこ」
患者図書室みなしる文庫
健診・ドックセンター
コープフィットネスクラブ wish
本部棟（CO-OP 健診・フィットネスセンター）
1F
病院棟（南生協病院）
眼科
ラウンジ
整形外科
放射線科
外来受付外科等
外来受付内科
中央処置室
EV
救急外来
会計窓口
総合案内
総合受付
本部棟（CO-OP 健診・フィットネスセンター）
薬局
薬局
みなみツーリスト
カフェ「ろっちでーる」
ショップ「なんでもかんでも」
レストラン「レスポワール」
ライフネットみなみ
南医療生活協同組合本部
レストラン「にんじん」
2F つぼみ保育所
1F 多世代交流館「だんらん」
石窯焼きベーカリー「ダーシェンカ」
みよし保育園
CO-OP 助産所はあと

共通しているのは、来院者や利用者を「管理する」のではなく、来院者や利用者が利用しやすく、その人らしく過ごせることを「応援する」姿勢である。その気持ちをいたるところに発見できる。これから紹介するさまざまな場面で、読者のみなさんにそのことを伝えることができれば、本書を書いた目的の大半が叶う。

経済合理性を主目的とする株式会社と異なり、協同組合は人々の暮らしの応援を使命としている。ところが生協を含めたいくつもの協同組合では、「理念だけでは食っていけない」と、資本の論理で経営しているケースも少なくない。まずは経営を安定させてから、その上で協同組合らしい運動を展開しようとする段階論もある。

これに対して南医療生協は、あくまで協同組合の理念・原理に添い、常に「協同っていいかも?」と組合員に呼びかけ、それによって黒字経営を実現している。協同組合の理念・原則を建前で掲げ、収益追求に汗水を流しても、一向に経営が改善しない生協とは対照的な存在である。その強さの一端でも本書で解明できれば、望外の喜びでもある。

南医療生協「病」に罹った

南医療生協とは、いったいどんな生協だろうか。またどのような変遷をたどって、今日のように大きな組織になってきたのだろうか。それらを支える組合員や職員は、どのような働き方をしているのだろうか。

私は2年ほど前から頻繁に名古屋を訪ね、南医療生協の施設の一つである多世代共生住宅「わいわい長屋」などに泊めてもらって、さまざまな行事や各事業所を取材した。そのたびにワクワクする発見があった。

わが国には消費生活協同組合法（生協法）に基づき、購買生協、共済生協、職域生協、医療福祉生協（医療生協）などがあり、その多くが加盟する日本生活協同組合連合会（日本生協連）には、２０１１年３月末現在で６０９生協に、２６３１万人の組合員が参加している。

医療生協は、医療・介護・福祉・健康づくりの専門家（医療者や役職員）と地域住民が、健康や暮らしに関わる問題を解決する自主的な協同組合員で、全国で１１１の医療生協と２７５万人の組合員が活動している。わが国での原型は、１９３２年に東京の中野で誕生した医療利用組合にあり、すでに79年の歴史がある。国内の医療生協同士の交流にとどまらず、海外の医療生協との医学情報の交換や、職員・組合員の交流もあれば、国際的な課題での連携などもさかんにおこなわれている。

さて、愛知県の地図を見てほしい。南医療生協は、県の南部にある名古屋市緑区や南区を中心に、東海市や知多市などでも事業を展開し、２０１１年３月末現在の規模は以下のようになっている。

○南医療生協の概要

組合員――6万3016人

班数――915班（組合員の基礎単位で3人以上集まると班になる）、76支部、11のブロックを編成

年間班会開催数――5147回

1日当たり患者数（訪問看護ステーション含む）――1342人

事業所――40カ所

医療事業――9（病院2、診療所5、歯科診療所2）

介護・福祉事業――20（在宅介護支援事業所1、訪問看護ステーション4、ヘルパーステーション6、デイケアサービス2、小規模多機能ホーム3、グループホーム4）

他の施設――11（多世代共生住宅2、助産所1、病児保育室1、健診・ドックセンター1、フィットネス・クラブ1、ツーリスト1）

事業収入――94億9148万円

職員（非常勤は契約時間数で常勤に換算）――計821・9人（主な職種別の人数は医師は77・1人、看護師272人、理学療法士34・4人、作業療法士24・8人、介護140・6人）

図②が南医療生協組織・運営図である。班会議で出た意見は、定例のブロック長会議から常務

図②　南医療生協組織・運営図

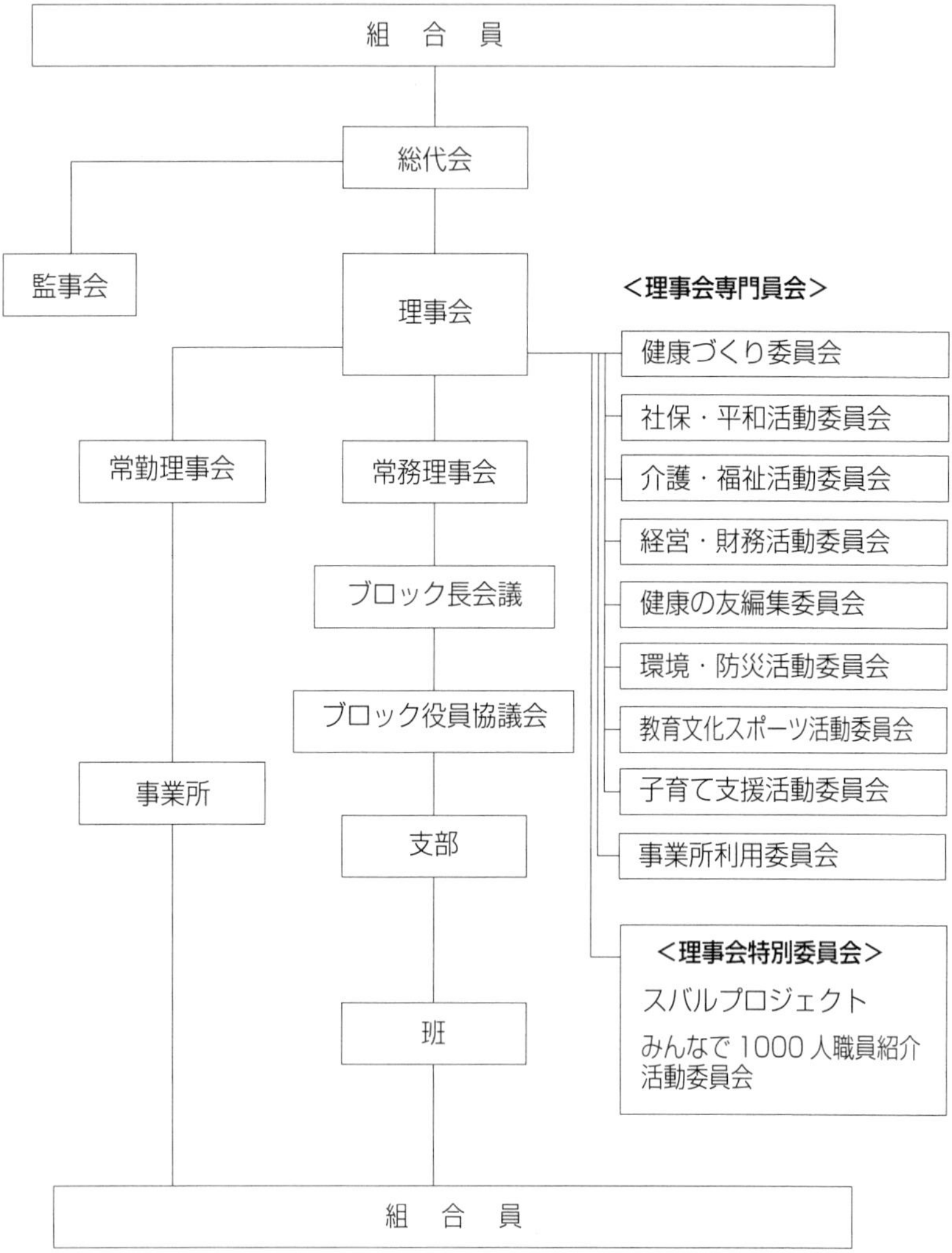
組　合　員
総代会
監事会
理事会
<理事会専門員会>
健康づくり委員会
社保・平和活動委員会
介護・福祉活動委員会
経営・財務活動委員会
健康の友編集委員会
環境・防災活動委員会
教育文化スポーツ活動委員会
子育て支援活動委員会
事業所利用委員会
<理事会特別委員会>
スバルプロジェクト
みんなで 1000 人職員紹介活動委員会
常勤理事会
常務理事会
ブロック長会議
ブロック役員協議会
事業所
支部
班
組　合　員

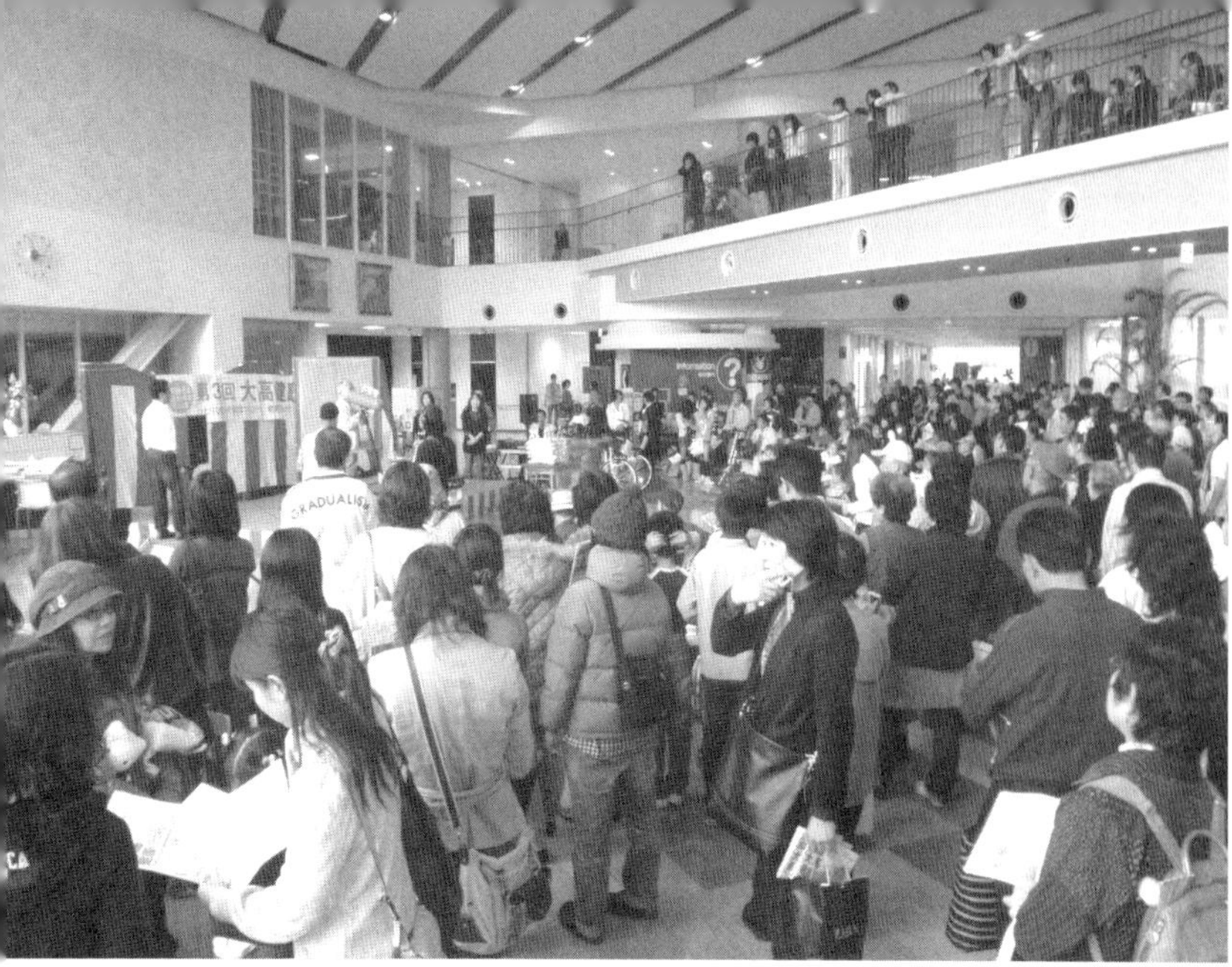

○第３回大高健康まつり　南生協病院１階ロビー

理事会を経て毎月の理事会に上がり、さらには最高議決機関である年1回開催の総代会で議論され、方針に活かされる。

南医療生協のこだわり

南医療生協は定款で目的を以下のように定めている。

「協同互助の精神に基づき、民主主義的運営により、組合員の保健医療並びに福祉の増進及び、その他生活の文化的経済的改善向上を図ることを目的とする」（第1条）

ここでは医療・保健・福祉といった施設内の活動にとどまらず、「生活の文化的経済的改善向上」に言及し、日常生活の改善にまで活動の対象を広げている。そのため地域社会との関わりを重視し、「みんなちがってみんないい　ひとりひとりのいのち輝くまちづくり」という目標を掲げている。組合員を一まとめにするのでなく、それぞれの異なった人格を大切にすると同時に、個人が輝く「まちづくり」にまで、自らの社会的な役割を拡大している。

２００５年に提起され、２年後の07年に改定されたのが以下の７項目の基本方針である。

①地域社会に開かれた協同組合を目指し、平和と人権を大切にします。
②「わたしと地域　まるっと健康づくり」に努めます。
③「いざという時安心」の医療、介護、福祉の充実に努めます。
④安全、安心、納得の地域医療、歯科医療の充実に努めます。
⑤災害時には医療救護活動に貢献できるように努めます。
⑥人間性ゆたかな医療生協人の育成と、働きがいのある職場づくりに努めます。
⑦健全な事業経営に努め、その成果を社会に還元するように努めます。

これらの方針を実現するために、組合員参加の事業運営により「みんなの声と手」で運営すると呼び掛けている。

南医療生協の魅力は、第1に安心ネットワークがあり、第2に身近で仲間ができ、第3に素敵なあなたに出会えるとされている。第3の「素敵なあなた」とは、とりくみに参加することによって、まだ出し切れていない自らの力を発揮する場があり、これまでにない豊かな人生を歩むことができることを意味している。

南医療生協の変遷

今から52年前の1959年のことである。5000人を超える死者・行方不明者が出た、伊勢湾台風の被害を受けた名古屋市南部の被災地で、安心して暮らせるまちづくりが始まった。被害者の医療救援にあたった「全日本民主医療機関連合会」(民医連)と、支援活動に奮闘した住民たちが中心となって、小さな診療所づくりがスタートした。被災から2年後の1961年に、308名の組合員の創意によって南医療生協が設立し、「みなみ診療所」がオープンした。

創立4年目に、同じ南区にできていた星崎診療所が合流して以来、組合員や地域の求めに応じ、「病気に負けない地域づくり」、公害医療、健診、被爆者医療、障害児医療、社会保障充実などの分野に果敢にとりくみ、組合員や事業所を増やしてきた。

主要な施設は、以下のような年度に開設している。

1961年　みなみ診療所
1965年　星崎診療所が南医療生協へ合流
1968年　たから診療所
1976年　南生協病院、みなみ子ども診療所
1978年　富木島診療所、みなみ歯科診療所

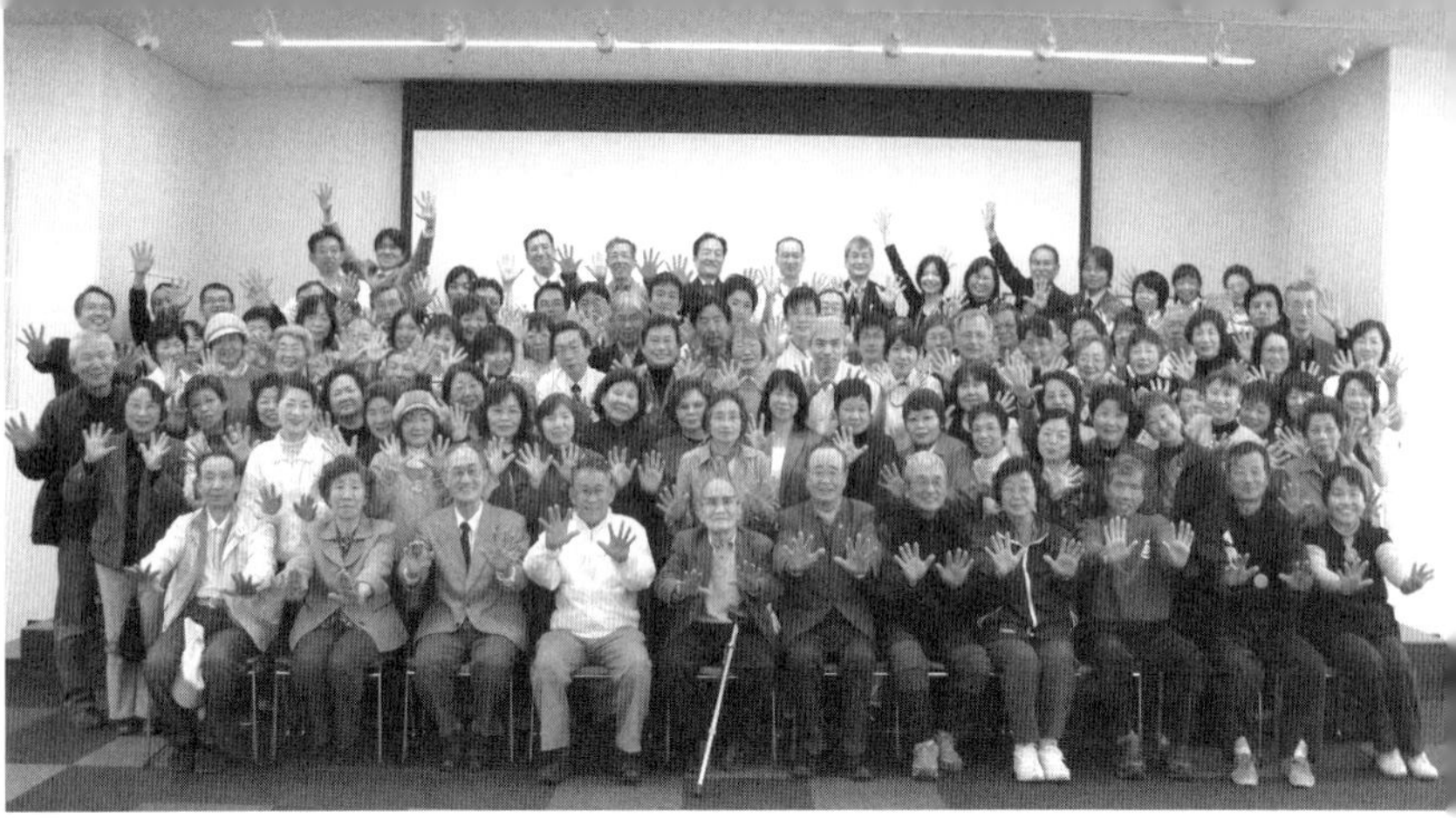

○多数の声を集めて新病院づくり

１９８５年　みなみ障害者診療所
１９８８年　桃山診療所
１９９２年　南生協病院が総合病院に
１９９５年　有松診療所
２００２年　生協ひまわり歯科
２０００〜０３年　南生協病院がリニューアル
２００３年　たから診療所新築移転
２００４年　グループホーム「なも」
２００５〜０６年　生協ゆうゆう村
２００７年　小規模多機能ホームもうやいこ
２００８年　星崎診療所新築移転・老健「あんき」
２００９年　生協のんびり村
２０１０年　南生協病院新築移転、かなめ病院増改築

こうしてみると、２０００年以降に施設の新設や改築が目立つ。その原動力の一つとなったのが、２００３年の総代会で確定した「新世紀プラン」であった。南生協病院や各診療所の医療事業、介護・福祉の各事業所の事業計画などを通し

て、「将来に成りたい姿」が鮮明に掲げられ、組合員運動づくり計画では、各施設のリニューアル、移転、新設に要する土地代、建設費を出資金で賄うことを目標とし、組合員の主体的なとりくみが一気にパワーアップした。

組合員と班会

南医療生協の組合員には、愛知県に住んでいるか勤め先があれば、出資金を出すことで誰でもなることができる。出資金は1口1000円を5口以上でお願いし、脱退するときには全額が返済される。

組合員の資格を得ると、南医療生協の医療、介護福祉サービス、健康相談、子育て支援などの事業を利用することができる。また班会や健康祭りなど各種のとりくみにも組合員として参加できる。

班会は、組合員の要求を実現する「基礎単位」と位置付けられ、次のように紹介されている。

「ご近所、お友だち、お知り合いどうしが楽しく交流する、それが『班会』です。班会は『班』のメンバーを3人以上で登録し開催できます。『健康でいたいな』『もっと住みやすいまちにしたい』『安心して暮らせる社会保障制度になったらいいな』などの要求を持ちより、実現する『基礎単位』です。南医療生協がすすめる健康なまちづくりのとりくみです」

班会の内容がまたユニークである。班会というと「話し合いをする」というイメージだが、南医療生協の班会はまったく型にとらわれらない。「『これができたらいいな』を実現しましょう」と呼び掛け、多彩な班会がおこなわれている。

●絵手紙、布ぞうり、ちぎり絵などの「ものづくり」班会
●南医療生協の職員を講師に「ためになる学習会」班会
●骨密度、便潜血、体脂肪などの健康チェック、バランスボール体操などの「健康づくり」班会
●子育て、料理教室、歴史散歩など「なんでもＯＫ」班会
●テーマがなく、「お茶のみ」だけ班会

「班会」は、みんなが交流するご近所の井戸端会議、趣味、同好の会である。これなら誰でも抵抗なく参加できるし、この中でさまざまな話が出る。

家族全員が忙しく、最近では個人情報の保護などと言って、プライバシーを盾にとった情報の遮断現象が増加し、個人的にも匿名性にこだわる人が増えている。この傾向をよしとしているのか、班会が時代に合わないとして縮小させている生協があるが、そうでなく南医療生協の班会は盛んである。

たくさんの支え合いの場

南医療生協では、いくつも互いの支え合いの場があり、多くのボランティアが活発に動いている。

表①は、南医療生協におけるボランティアの活動状況である。

表②は、実際に活動しているボランティアの名称や参加者数で、17もの会に332名が参加している。

また、表③のように在宅患者介護の会がある。

患者自らも表④のように患者会をつくり、助け合いながらできる活動をしている。中にはやむなく休会中もあるが、1972年からスタートし、115名の会員がいる「公害病患者と家族の会」のように、長年にわたって多数の人が協力している会がいくつもある。

5年間で組合員は119%の増加

2005年と2010年を比較すると、組合員は5万2982名から6万3016名と119%の増で、事業収入は80億7312万円から94億9148万円と118%伸張している。経済不況や人口減少などの厳しい環境の中で、これだけ事業を拡げていることは、方針やとりくみが正しいことを示している。

南医療生協は、何よりも協同を大切にし、あわせて実践から学ぶことを重視してきた。50年の

表① ボランティアの活動状況（2010 年）

本部開催数	3
支部開催数（事業所単独）	1
ボランティア学校開催総数	4
医療事業所ボランティア数	280
介護事業所ボランティア数	38
ボランティア総数	318
医療事業所ボランティアグループ	11
介護事業所ボランティアグループ	4
ボランティアグループ総数	15

表② ボランティアの会（2011 年 3 月 31 日現在）

	ボランティア名	活動場所	活動内容	発足日	登録人数
1	総合案内ボランティア　オレンジの会	南生協病院	患者さまのご案内と援助など	2002年	36 人
2	図書室ボランティア	南生協病院	患者図書室の書籍の管理・検索など	2010年3月	40 人
3	かけはしの会	南生協病院	緩和ケア病等の患者さま援助	2002年6月	53 人
4	緑化ボランティア	南生協病院	病院内の緑づくり、手入れ	2010年3月	10 人
5	のびすくの会	助産所はあと	子育て支援（子守りや買い物応援）	2010年2月	35 人
6	灯の会	かなめ病院	デイケア・病棟ボランティア	1983年8月	27 人
7	喫茶ボランティア	かなめ病院	かなめ病院喫茶コーナー	2000年4月	11 人
8	虹の会	富木島診療所	デイケア、食事づくり	1998年10月	16 人
9	星のひろば	老健あんき	デイケア	1986年2月	6 人
10	有松デイケア	有松診療所	デイケア	1996年6月	19 人
11	すまいる	桃山診療所	デイケア	2000年6月	27 人
12	なずなの会	たから診療所	デイケア、食事づくり	2002年8月	6 人
13	ボランティアなも	グループホームなも	入所者生活支援	2004年8月	8 人
14	さっちゃん	きままてんぐ苑	喫茶ボランティア	2010年5月	5 人
15	みんなのざいしょボランティア	みんなのざいしょ	利用者さんへの支援	2010年7月	7 人
16	とみの会	もうやいこ	利用者さんへの支援	2007年1月	8 人
17	助さんの会	生協のんびり村	利用者さんへの支援	2008年11月	17 人

表③　在宅患者介護の会（2011 年 3 月 31 日現在）

	介護の会名	活動場所	活動内容	発足日	登録人数
1	みなみ訪問看護ステーション	みなみ訪問看護ステーション	介護者の交流学習	1992年7月	60人
2	東海ほのぼの会	訪問看護ステーションいずみ	介護者の交流学習	1999年4月	休会中
3	有松ほのぼの会	ありまつ訪問看護ステーション	介護者の交流学習	2000年4月	13人
4	ももやまほのぼの会	訪問看護ステーションももやま	介護者の交流学習	2002年5月	7人
5	大高ほのぼの会準備会	南生協病院	介護者の交流学習	2011年4月	16人

表④　患者会（2011 年 3 月 31 日現在）

No.	院所	患者会名	会員の対象	活動内容	発足日	登録会員
1	南生協病院	コスモスの会	慢性肝炎	肝炎の学習とレクリエーション	1989年10月	150名
2		はばたき会	乳ガン	乳がん患者への励ましと学習	1984年10月	110名
3		フレンドの会	人工透析	茶話会など	1999年11月	休会中
4		さつき会	低肺機能	体験交流	1990年6月	15名
5		ひばりの会	甲状腺ガン	学習と親睦	1993年10月	15名
6		ケインの会	股関節・関節症	バスハイクと学習会	1997年5月	40名
7		楽生会	糖尿病	糖尿病の食事療法について学び交流	1981年10月	20名
8		公害病患者と家族の会	閉塞性呼吸器疾患	公害をなくし、公害健康被害補償法を守る運動	1972年8月	115名
9		ちどりの会	アルコール依存症と家族の会	断酒生活をしていくための交流	1978年10月	20名
10		つくも会	臓器ガン（乳ガン・甲状腺ガン以外）	術後の学習と交流	1985年7月	65名
11		なでしこ会	慢性関節リウマチ	学習と交流	1984年7月	90名
12		そらまめの会	腹膜透析	日帰り旅行、食事会など	2003年10月	休会中
13		わかさぎ会	喘息大学 OB		1996年6月	58名
14	かなめ病院	再生会	脳血管障害後遺症	社会参加をめざし、患者同士の親睦と交流	1981年10月	95名
15		あじさい	パーキンソン病	交流会、学習会、日帰り旅行	2004年6月	16名
16		認知症患者の家族交流会	認知症患者の家族	交流会、学習会	2002年6月	20世帯

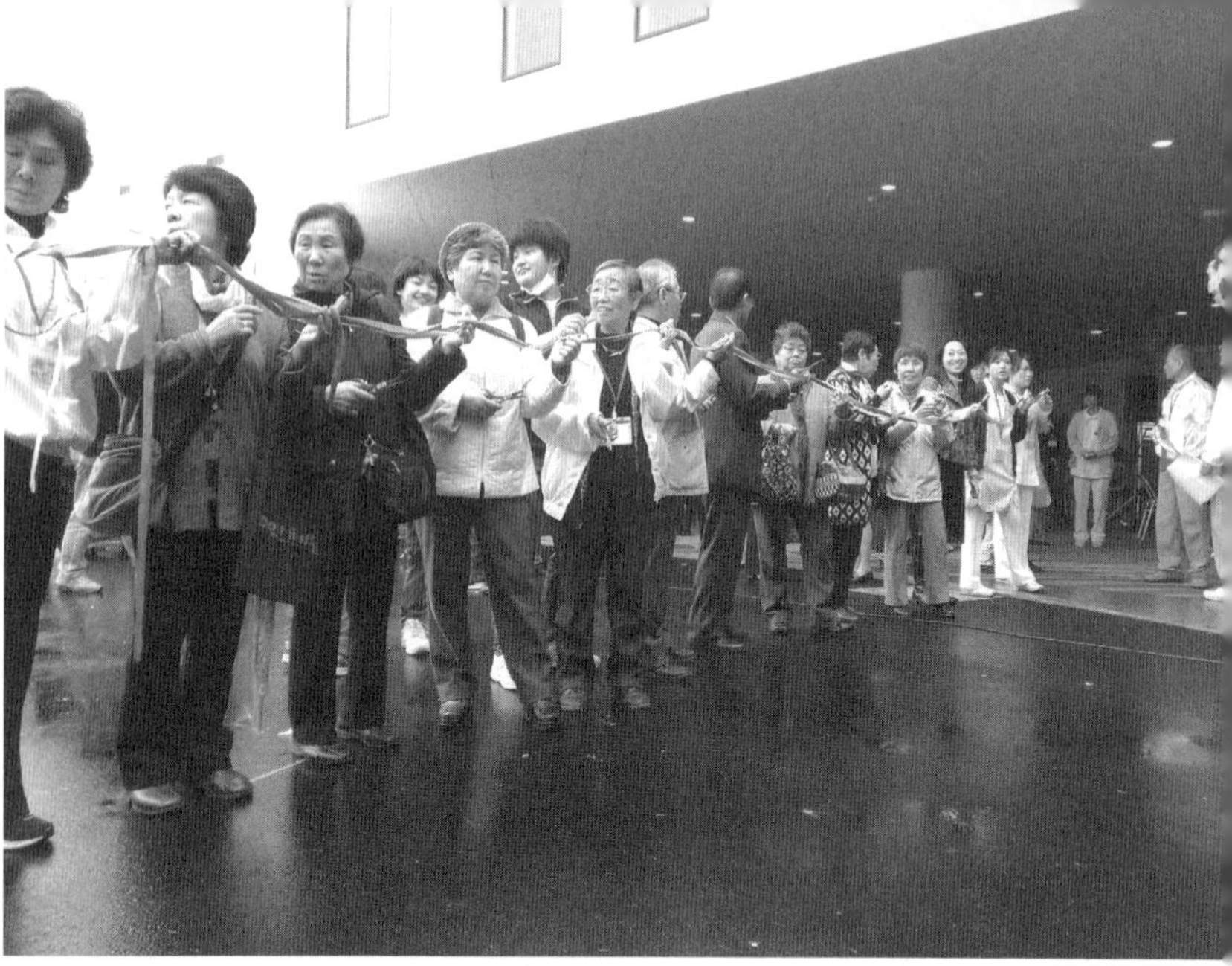

○みんなでテープカットをした南生協病院オープニングセレモニー

歴史と教訓を組合員や職員が共有することは、南医療生協にとって宝になり、さらには全国で活動している医療生協や地域生協などにとって参考になることがいくつもある。もっと言えば同じ協同組合として、農協や漁協などでもヒントになることが少なくないだろう。

新しい南生協病院のオープンは、生協の内外で大きな話題となった。地元の東海テレビは、「市民の声を集めた南生協病院」と紹介した。

つぎに、その南生協病院を訪ねてみたい。

2　南生協病院緩和ケア

南生協病院の緩和ケア病棟

２０１０年４月にオープンした南生協病院の最上階である7階には、今の医療では治療のできなくなった末期ガンの患者さんのため、その人らしい時間を過ごすことができる緩和ケア病棟がある。西側と北側の大きなガラス窓の外に広いテラスがあり、そこには花壇があって赤や黄やブルーなど色とりどりの花が咲いていた。その向こうには名古屋の市街地が左右に大きく広がり、遠くには名古屋駅のツインタワーもながめることができる。

ここでは、ガンの辛い症状をコントロールし、最期の限られた時間を穏やかに過ごすため、大切な時間をよりよく生きる場所となるように工夫をしている。

20部屋のすべてがゆったりとした個室で、窓から明るい日差しが入り、ボランティアの手作りしたパッチワークのベッドカバーがかかっていた。なおベッドはすべて窓際に設置され、エアコン、テレビ、冷蔵庫、タンスを各自で利用でき、それでも緩和病棟の個室料は全室無料となっている。

最期のコンサート

「それでは皆さん、今日の主役の登場です。ガンなんかに決して負けない、ギタリストの加藤章《あきら》君です。どうぞ！」

コンサートのあった2007年5月22日のコンサートは、加藤さんが亡くなる1カ月ほど前であった。会場となった東京の小金井市にある現代座会館の地下ホールには、定員80名を大きくこえる観客で熱気にあふれていた。

大きな拍手の響き渡る中で、舞台の右袖から紺の作務衣姿の加藤さんが、静かに笑顔で登場した。パートナーの近藤美和さんに右手を支えられて、舞台中央のパイプ椅子にゆっくりと腰をかけた。

「今朝、名古屋にある南生協病院の緩和病棟から、『行ってこい！』と見送られてやってきまし

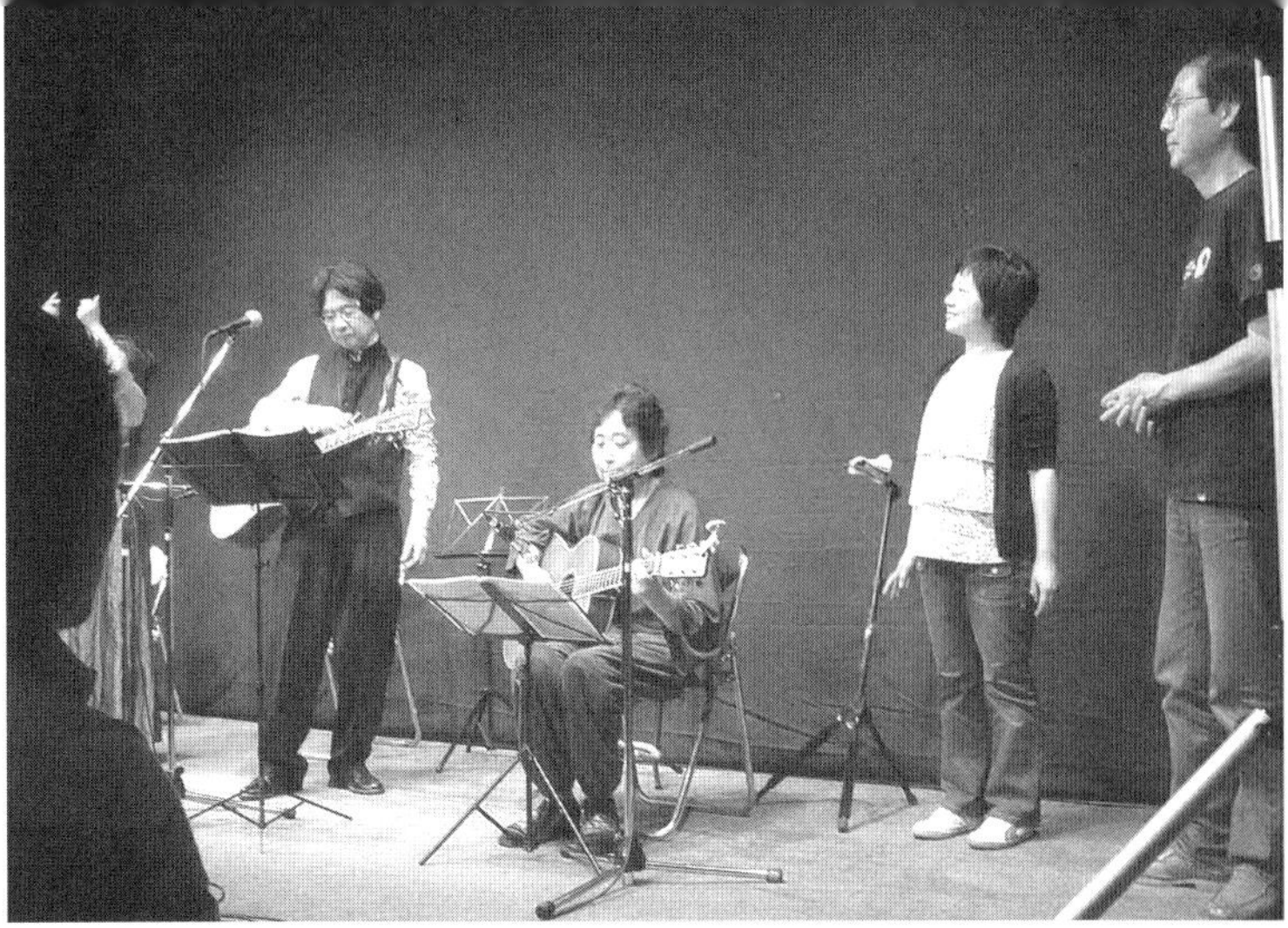

○加藤章（中央）さん最後のコンサート

た。２人の看護師さんが傍につき、点滴や痛み止めを打ちながらの長い旅でした」

言葉を噛み締めるようにゆっくりと語る加藤さんであった。

「少しだけ痩せてしまいました」

髪を中央で分けた丸顔の加藤さんは、どうみてもスリムには見えない。それでも以前の１００キロをこえる巨漢であったことを知っている人たちからは、笑いの声がもれた。

「大勢の方が温かく迎えてくれて感無量です。僕のグループで、イタリア語で少しずつの『ぽこあぽこ』の仲間を紹介します。ギターの神戸《かんべ》郁夫《いくお》とボーカルの近藤美和、僕の今の奥さんで3年前から一緒です」

再び大きな拍手がわき、いよいよ加藤さんのギター演奏がスタートした。

まずは明るい「谷間の虹」で始まり、2曲目は大型の絵本「いちにのさんぽ」を、近藤さんがめくりつつ歌った。

その後で加藤さんの語りがあった。

「1955年に東京の千住で生まれた私は、生業としては作曲です。ところで私がどうしても許すことのできないのは、犯罪的な金儲けです。たくさんのお金を一人占めするので、多くの貧乏人が必ず生まれます。拡がる格差社会がいいわけありませんよね」

引き続きギターを手にし、山口県のフォークソンググループ「凪《なぎ》の座」が歌った「ひとつぶの涙」や、アメリカ民謡「陽の当たる道」などを演奏した。少し休んでから再登場した加藤さんは、仲間と「一本の樹」を最後に演じ、夕方7時から2時間近いコンサートは、大きな拍手とともに無事終わった。

舞台の椅子に座ったままの加藤さんは、大きな花束を胸にして微笑んでいた。そのとき女性の声が会場内に響いた。

「加藤さん、どうもありがとう」

ゆっくりと頭を下げる加藤さんは、目頭を何度も指で押さえていた。

「南生協病院に出会えて心からよかった」

南生協病院で発行している「緩和ケア病棟通信」2007年6月号に、コンサートを終えて書いた加藤さんの手記がある。

「5月23日朝、病棟玄関前より僕、奥さん、友人2人、そして緩和ケア病棟の看護師さん2人の総勢6名を乗せた車が出発。行く先はふるさと東京!

『5月にコンサートをやろう』

病気の僕を励まそうと仲間たちが企画をしてくれていました。でも、すっかり体力は落ちているし食事はとれないしで、僕は東京行きを半分諦めていました。しかし、そんな矢先に、看護師さんが信じられないことを言ったのです。

『私たちも同行していいですか?』

もうびっくりするやらうれしいやら。(略)車中で点滴や痛み止めを打ちながら一路小金井へ。コンサートの会場には、懐かしい友人や知人が集まってくれ、120名の満員御礼でした。入院中のため声も充分に出ませんでしたが、会場を包むあたたかい空気の中で、何とか最後まで演奏することができました。夢だと思った東京公演の大成功は、僕を支えてくれる友人や、そして万全の態勢を整えて送り出してくださった、主治医の先生はじめ病棟のみなさんのおかげです。本当にありがとうございました。

患者の気持ちや意志を何よりも尊重してくれる、この南生協病院に出会えて心からよかったと思っています。今後ともよろしくお願いします」

同じ通信には、「東京コンサートに同行した看護師よりひとこと♪」と題して、東京まで一緒に行った平野美香さんのコメントも掲載されていた。

「なんとかして加藤さんの東京でのコンサートを実現させたい！　との思いから、スタッフ間でも話し合い、看護師二人で同行させてもらう事となりました。車で片道6時間もの長旅で、道中は疲れた様子で心配しましたが、舞台では別人のようにしっかりとした歌声とギターの演奏を披露され、心温まる最高のコンサートでした。なによりもあんないい顔の加藤さんを見ることができ、実現できてうれしかったです。皆で思いを共有できた事が成功につながったと思います」

万が一のときのため医師が書いた紹介状まで持ち、コンサート中は舞台の近くで加藤さんをずっと見守っていた平野さんである。看護師の2人は、2日間の休暇をとりボランティアとしての同行だったのに、「心温まる最高のコンサート」を一緒に成功させることができたことに感謝すらしている。支えている相手から、逆に大切なことを教えてもらう対等な人間関係がここにはある。

「今を抱きしめて」

2007年6月26日に加藤さんは、大腸ガンのため52歳で他界した。その後には、南生協病院の事務職員である小川燈《あかり》さんが加わり、新「ぽこあぽこ」が活動を再開した。

小川さんは、中学生の頃にベンチャーズに憧れてギターにさわり、高校で岡林信康に影響を受け、音楽は大好きであった。２００６年４月の加藤さんの退院コンサートで「ぽこあぽこ」に出会い、加藤さんの生き方に感銘を受け本気で歌う気になった。そこで加藤さんが再入院してからは、昼休みになると部屋を訪ねて雑談していた。加藤さんの最期のコンサートでは、休暇をとって東京まで車を神戸さんと交代で運転し、音楽と共に生きる姿を目の当たりにしてこれまでになく胸を熱くした。

定年後にできれば介護の仕事をしたいと語る小川さんの心に、加藤さんの元気な歌は今も流れ続けている。

「はばたき会」25周年を祝う会

「ガンと正面から向き合って自ら治療方法を選び、人生を自分らしく生きる時代になりました。心が不安に占領されていては、生きる意欲がなくなります。適切な情報や、なによりも一人ではないと思う心の支えが必要です。医療者のみなさまや家族や友人などに支えられ、やっと私たちは希望を見出してきました。これからも一人で悩むことなく、共に学び励ましあい、それぞれの明日に向かってはばたきましょう」

２０１０年５月に開催となった、乳ガンの患者による「はばたき会」の25周年を祝う集いである。約80名の参加者の前で、会長の九十九《つくも》倫代《みちよ》さんがあいさつをしていた。

南医療生協の真新しい会議室に並んだ白いテーブルには、鮮やかな色合いの紙を用いてランチョンマットとし、その上に和菓子とお茶が並んでいる。他にもテーブルには、会員による手作りのアレンジフラワーや果物などがセットしてあった。正面の壁には、「はばたき会　25周年を祝う会」と大きく書いた紙が貼ってあり、そこにも手作りの飾りが付いている。まるで会場はお花畑のような華やかさであった。

今日という一日を大切に

九十九さんが49歳になった2005年のことであった。体の異変に気付いて南生協病院で検査し、乳ガンの告知を受けた。紹介状を書いてもらい、手術はご主人の働いている東京でした。一年間の治療が終わって安城市の自宅に戻ってから、再び南医療生協と関わることになり、近くに生協の病院や診療所はないが、月一回の健康チェックや班会で、医療者との交流をしていた。

そんなとき九十九さんは、「自分のできることで充分だから運営委員になりませんか」と誘いを受けた。不安はあったが運営委員になって企画づくりなどに参加していると、組合員や医療者や家族による人の支えが何より大切であることがわかり、だんだんと元気になっていった。

「はばたき会」25周年記念誌に、九十九さんの寄せた乳ガンの体験記がある。その最後で以下のように心境をまとめている。

「結婚生活30年で、その半分が単身赴任。いつしかそれが当たり前のような生活になっていました。そんな生活の中で私が望んでいたものとは、いったい何だったのでしょうか。乳ガンの手術で無力な自分に気付いた時に答えが見えました。病気は人生を見つめなおす休暇を、私にもそして夫にも与えてくれたように思います。闘病生活を支えてくれた家族に、そして励ましてくださった皆さんに、感謝しながら私は今日も生きています。

先のことはすべておまかせで、それよりも今日という一日を大切に」

今の一歩一歩を、大切にしている九十九さんの前向きな気持ちがよく表われている。

自然体の患者会めざし

「はばたき会」で以前に会長も務め、現在は事務局・相談役を担当している大池静江さんは、1989年に38歳で乳ガンの手術を受け、当時小学校3年と1年だった子どものためにも生きなければとがんばってきた。

大池さんが入会した頃から、若い患者さんのメンバーが増えはじめ、中には生後6カ月の子へ授乳中に乳ガンの見つかった人もいた。1991年には、同じ思いの人と一緒に「はばたき会」の中に、幼い子どもを持つ母親だけの「ヤングの会」を発足させた。子どもが成人になるまでは、どんなことがあってもガンに負けずに生きたいという、共通した切なる願いを持った人たちが集まった。幼い子どもたちの将来を考えると、自分のことだけでなく母親としていろいろな心配事が出てくる。そうした不安を出しながら、どう対応していけばよいのか支え合う場にしていった。

当時の大池さんは、疲れやすい体調の不安もあれば、バーゲンで素敵な洋服を見つけても、来年は着ることができるかわからないからと、買うのを悩んでいた。何かをしようとしても、再発の文字が浮かんで先の見通しの立たないことに、すぐ苛立ちを覚えていた。

またガン患者の手記を読むと皆がりっぱに生きており、とても真似はできないと感じていた。そんなとき大池さんは、ある本で「スーパーマンにならなくていい」とか、「不安や恐怖はそのままに、今自分がなすべきことをやる」との文章を見て、心がスーッと軽くなった。それからは主婦にまず徹して家族のために生きようと決め、それまでの迷いを吹っ切ることができた。そのうえで自分に合った闘病生活を過ごせばいいし、少しでも興味のあることに出会えば、どうしようと考えつつもまず実行してみることにした。

ホッとできる空間作り

「はい。お茶を、どうぞ」

ボランティアさんが両手でゆっくりと差し出すお茶を、車椅子やベッドの背もたれを起こして

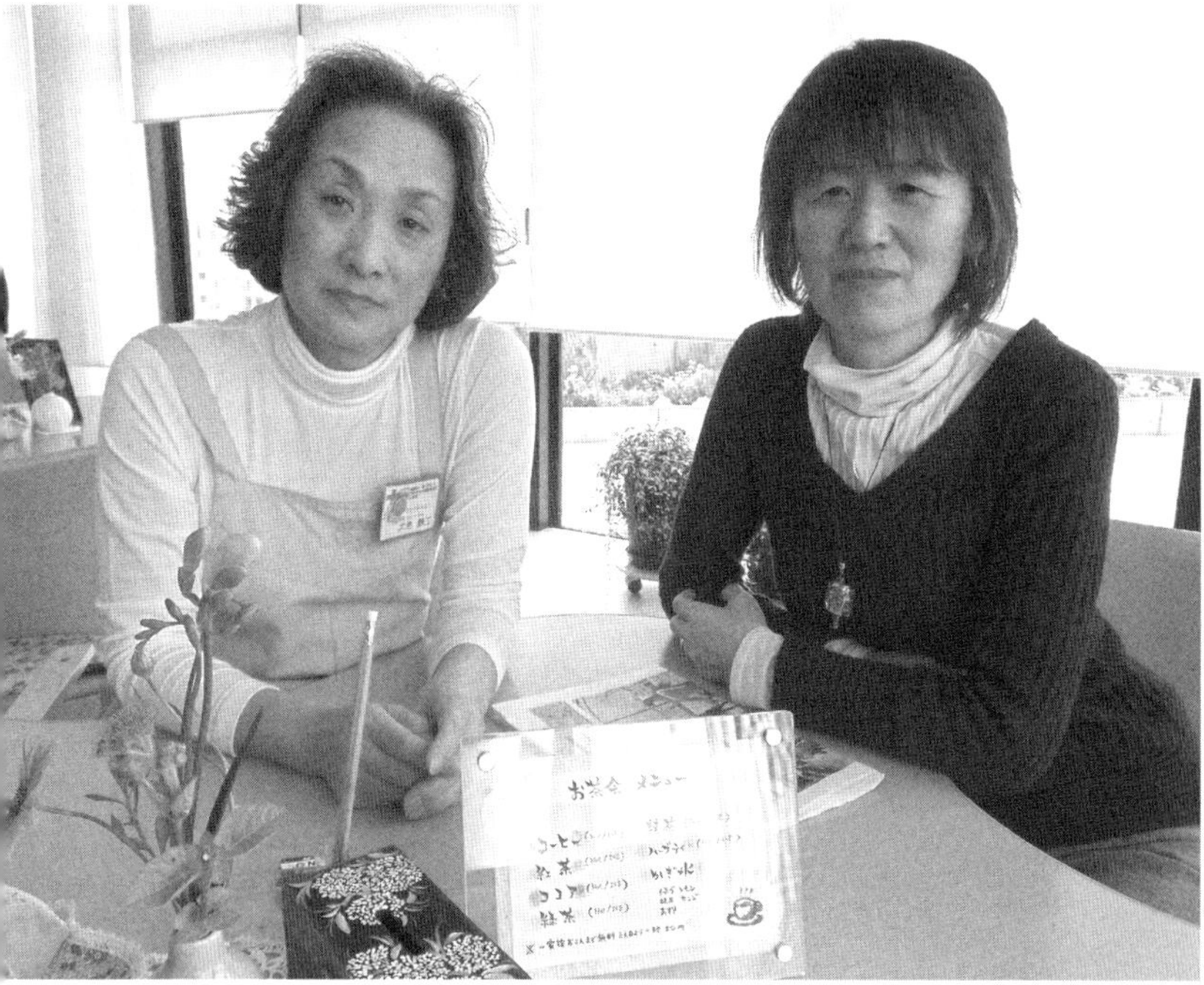

○九十九倫代さん（右）と大池静江さん（左）。緩和ケア病棟の談話室

患者さんが、そろりそろりと手をのばして受け取っていた。

緩和ケア病棟では、ボランティア組織「かけはしの会」が活動している。会員の工夫で温かく家庭的な雰囲気をつくり、緩和ケア病棟に関わるすべての人たちの架け橋になろうと、各病室には季節の花を飾り、緑茶やコーヒーなどに手作りのおやつを添えたティーサービスもしている。

そうした「かけはしの会」代表も務める大池さんが、緩和ケアに関心を持ったのは、乳ガンの患者会である「はばたき会」の仲間を20数名見送った頃であった。例えば終末期にもかかわらず、大部屋で周りの人たちに気兼ねしつつ入院生活を過ごして亡くなっていく方や、たとえ個室でも以前は狭く、付き添う家族の方も心身共に疲れはてていく姿を目にしていたことである。このため少しずつ関連する本を読むとか、講演会などで勉強もし、1999年に患者と組合員と職員で「南生協病院に緩和ケアを作る会」が発足したとき、大池さんはその一員となった。すぐに「緩和ケア病棟を造って欲しい」との署名活動に参加し、病棟造りに関わっていったので、自然の流れで緩和ケアのボランティアにも協力したいと思うようになった。

温かく家庭的な雰囲気を大切にし、部屋に花を飾るだけでなく、正月や七夕といった季節の行事も演出し、ときには流しそうめんやお好み焼きなどの楽しみ会もしている。特技を活かして散髪や足もみをする人もいれば、新聞のカラーページを使ったちぎり絵を作る人もいる。

また手芸の好きな7名が「糸ぐるま」を運営し、病棟で使うベッドカバーなどやバザーで売る小物を手作りしている。

こうした「かけはしの会」のとりくみの中で、大池さんが大切にしていることは、患者とボランティアという関係でなく、対等の人と人として一人ひとりに向き合うことである。そのためには、非日常の入院生活を離れ、日常の生活の場として家庭の延長の雰囲気を大切にし、患者と時間や場所を一緒に楽しむ努力をしている。大池さんの話である。

「私が緩和ケアのボランティアをして感動したことは、たとえガンの末期であっても決して弱い存在でなく、生きるエネルギーを感じることです。患者様と話して逆に私達が癒《いや》されることが何回もあり、患者様が私達にボランティアをしてくれています。そのことを患者様にぜひ知っていただきたいですね。

これからも美味しいお茶を出すことを心がけ、患者様やご家族の皆さんが、ホッとできる空間を作り続けます」

肩肘を張らない大池さんの気持ちが、素直に伝わってきた。

その人らしさを最期まで応援し

小学生のときに祖父母がたて続けにガンで亡くなり、側で見ていた藤田亜紀子さん（31歳）は、医師の仕事を志すようになった。また大学生のとき、祖父が老衰で亡くなったことで、死は自然なことと捉える緩和ケアに関心を持つようになった。

そうした藤田さんから、緩和ケアについて病院で話してもらった。

「緩和ケアはまだ歴史が浅くて、当初はガンなどの痛みを取り去ることが中心でした。2002年に世界保健機関（WHO）が緩和ケアについて定義したとき、患者さんと家族のQOL（生活の質）を改善することにも触れました。これを受けて2005年には、日本ホスピス緩和ケア協会が基本方針を出し、死を自然なことと認めて無理な延命をせずに、最期まで患者がその人らしく生きていくことを支えようと明記しました。

これらを受けて私たちが心がけていることは、第1に患者本人も家族も生きる希望をいつも持っていることを忘れない、第2に辛い症状が取れなくても最後まで寄り添うこと、第3に日々の楽しみや喜びを大切にしてその時々の要望を受け止めること、そして第4にボランティアを含めた多職種によるチームでの医療やケアです」

そう話した藤田さんは、何枚かの写真を見せてくれた。1枚の中央には、パーマをかけ白い歯を見せた笑顔で、右手をVサインにしている年配の女性が写っていた。藤田さんが主治医をしていた胆管ガンの患者さんで、病棟の浴室で親類の美容師さんにセットしてもらったとのことである。それから1週間後に亡くなられたが、きっと自分らしく最期まで過ごしたことだろう。

他の写真には、病棟のスタッフから誕生日のプレゼントに色紙をもらい、それを胸の前にして喜んでいる患者さんもいれば、小さな孫たちに囲まれて笑顔の方の写真もあった。他には美味しそうに肉を口にしている男性の姿があり、藤田さんが説明してくれた。

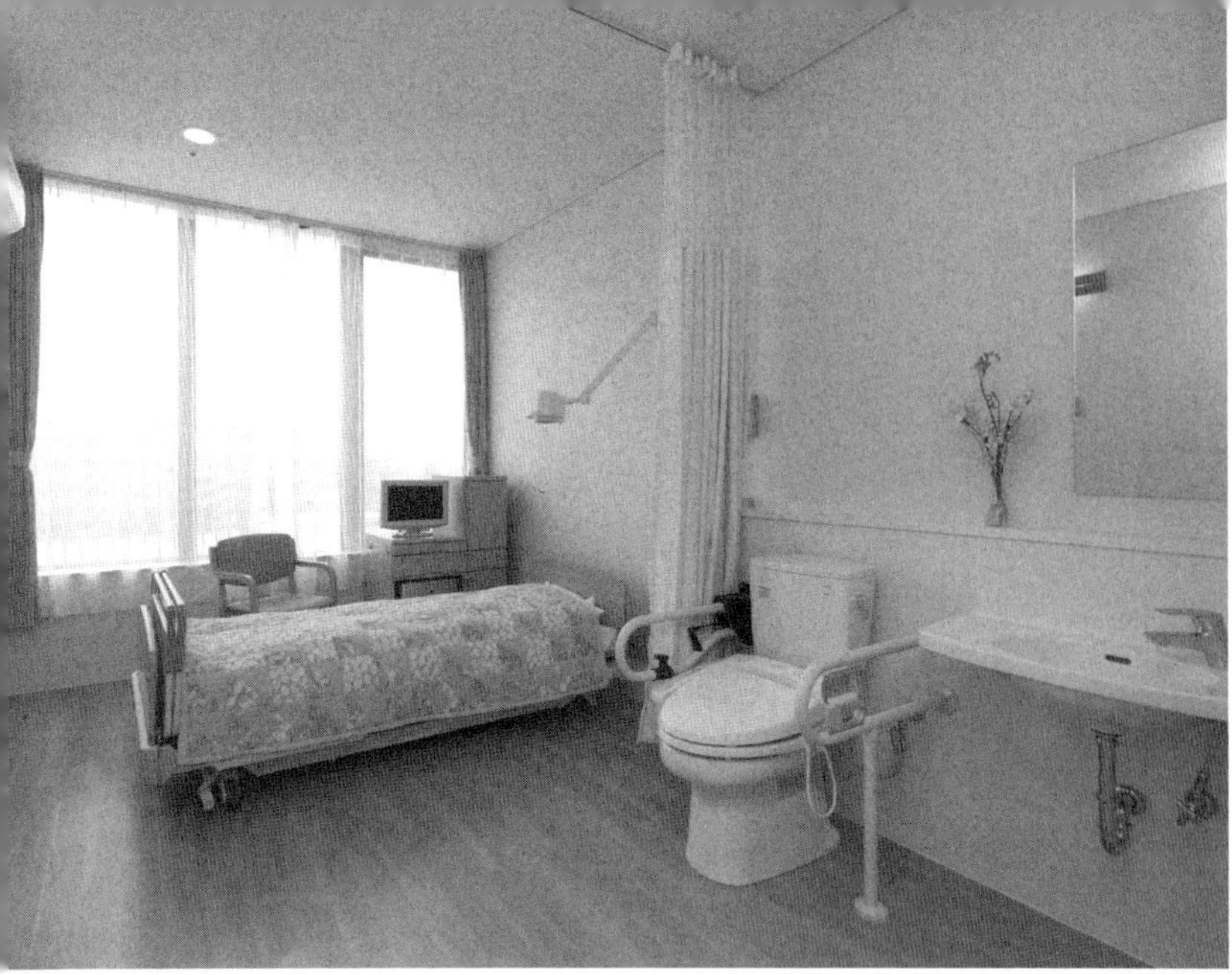

○ゆったりとした緩和ケア室

「これはボランティアさんが、肉のシャブシャブを企画したときの１コマです。すっかり体力が低下し、病院の食事を食べる意欲をなくした方でも、こうしてボランティアさんの準備してくれた食べ物ですと、談話室で皆と一緒にいただくことがありますよ。

旧病院のときには、夏祭りで近くに花火大会があり、浴衣《ゆかた》姿のボランティアさんや看護師さんたちと、患者さんはビールやワインで乾杯して楽しんだこともあります」

好きなお酒を飲みつつ、久しぶりの花火を心の奥深くまで染み込ませた患者さんが何人もいたことだろう。

皆の協力で緩和ケア病棟は評価を高めつつあるが、藤田さんはさらなる役割を在宅の緩和ケアで発揮しようと考えており、その話も聞いた。

「高齢社会がさらに進み、住み慣れたわが家で最期を迎えたいと国民の半数以上は願っていますが、大半は病院などです。そこで大切になってくるのは在宅での緩和ケアの充実で、それには地域の開業医さんの力が不可欠です。その開業医の一番の悩みは、緊急時に受け入れてくれる病院が少ないことで、私たちの病院はその受け入れをしたいと考えています。

また緩和ケア外来を開いて、今すぐ緩和ケア病棟を利用したい方や、病気でもご自宅でその人らしく過ごしたい方を応援しています」

2歳の娘さんを持つ藤田さんは、どこまでも命を大切に慈《いつく》しみたいと願っている。

その人らしい看護を

「肺ガンにかかった60歳代の母親と、歌手をめざして関東でがんばっている30歳前の娘さんがいて、その娘さんは名古屋との間を何回も往復していましたね。ぜひ母親に自分の歌を聞かせたいと、娘さんはバンドの仲間と談話室でコンサートを開きましたが、残念ながらもうお母さんの意識はありませんでした。それでも母親の亡くなった後で、その娘さんからお礼の言葉をいただきました。

『大きな夢を求めて名古屋を出て行った私ですが、緩和ケアで母と何げなく過ごした時間が、歌手になることよりももっとうれしかったです。ありがとうございました』

そう聞いて、私たちも本当にうれしかったですね」

南生協病院で、看護師係長を務める早川弘子さん（43歳）である。南医療生協に入って17年目となるベテランだが、就職した当初は、病院での仕事の他に手伝いがあることなどから、このまま働いていてもいい職場なのか悩んだこともある。それを振り切ることができたのは、1995年の阪神淡路大震災への支援活動で、そのときのことを早川さんに語ってもらった。

「震災が発生して3日目に、南医療生協から派遣する第2班の一員として神戸を訪ね、3泊4日で医師と救援活動に参加しました。ソファーで簡易ベッドを作って怪我や火傷《やけど》の治療をし、体育館のロッカー室の床で寝ましたね。一般のボランティアの方とも協力して活動し、このときに地域との接点や、健康に留意する大切さを学ぶことができ、南医療生協の方針をやっと理解したものです」

明るく微笑む早川さんであった。その後に早川さんは、消化器内科病棟から訪問看護ステーション「いずみ」の開設に立ち会い、2002年にオープンした緩和ケア病棟を造る運動に2年前から関わった。その当時の話も聞いた。

「その頃は、『ガン末期だけの病棟を造って、いったいどうするんだ』といった意見もありました。でもガンの患者会や私たちは、ぜひ緩和ケア専用の病棟が必要と願っていましたので、署名活動に取り組んで何と2万筆も集めたのですよ。そのこともあって2001年の総代会で、緩和ケア病棟を造ることが決まりました」

ガンの患者さんが、緩和ケアを求める詩を創るなどして、運動が大きく拡がった結果である。

緩和ケア病棟が完成しても課題は残り、早川さんたちの新たなとりくみは続いた。

「緩和ケアの病棟はできましたが、正しく緩和ケアを理解している方も少ないのが現状でした。そこで『ガンを知る学校』を開催し、ガンとは何なのかとか、予防するにはどうすればいいのか、またガンの検査を定期的に受ける意義や、緩和ケアに入るタイミングなどについて、専門の医師からも話してもらいました。

こうした議論をふまえて、２０１０年にオープンさせた新しい病院では、緩和ケアを全部個室にし、また部屋はゆったりとした空間にしたのです。亡くなるまでその人らしく生き切ることのできる病棟に、かなり近づくことができましたね」

医師やボランティアとも協力し、その人らしさを応援するため早川さんたちの看護が続いている。

3　かなめ病院障害者医療

かなめ病院とは

南医療生協「かなめ病院」のある名古屋市南区天白町《てんぱく》は、伊勢湾に注ぐ二級河川である天白川の河口近くの北側に位置し、かつては干潟が広がっていたが、江戸時代に新田事業が盛んになり、村ができて地形は今日につながっている。天白川沿いの堤防に上がると、川面とさほど変わらない0メートル地帯に民家が密集し、その先に広大なコンビナート群があり、また産業道路も走っている。

その一角にあるかなめ病院は、短期入院を対象とした一般病棟の南生協病院と異なり、治療が終わったあとの長期療養が必要な高齢の患者が入る療養型として、2000年にオープンした。

4階建てで医療40床と介護20床の計60床あり、診療科は内科、神経内科、リハビリテーション科で、南生協病院・南医療生協の診療所・訪問看護ステーション・ヘルパーステーション・介護事業所などと連携している。

かなめ病院がオープン時に決めた医療福祉宣言は、3年後に修正して以下のように触れている。

「かなめ病院は、けっして無理せず、適度であり、『人権』を大切にしたやさしさを発揮し医療・介護・福祉活動をします。

かなめ病院は、誰でも健康で楽しく人と人とのふれあいができるつどいのひろばとして役割を果たします。

かなめ病院は、自分を大切にする心を持って、組合員と職員の協同の力で、安心ネットワークづくりの一翼を担い、みんなを大切にする『命と暮らしを守る運動』や、『明るいまちづくり運動』をすすめます。（略）」

この宣言の精神に沿って、個人を大切にした医療・介護・福祉活動をしてきたが、2006年には近くにある総合病院の南生協病院の移転計画が具体化し、「かなめ病院」の役割をさらに充実させなくてはいけなくなった。

そこで2007年6月には、名南地域に「みなみ安心まちづくり推進委員会」（みなあん会議）を発足させ、南生協病院が移転した後の地域における医療・介護・福祉の在り方について、

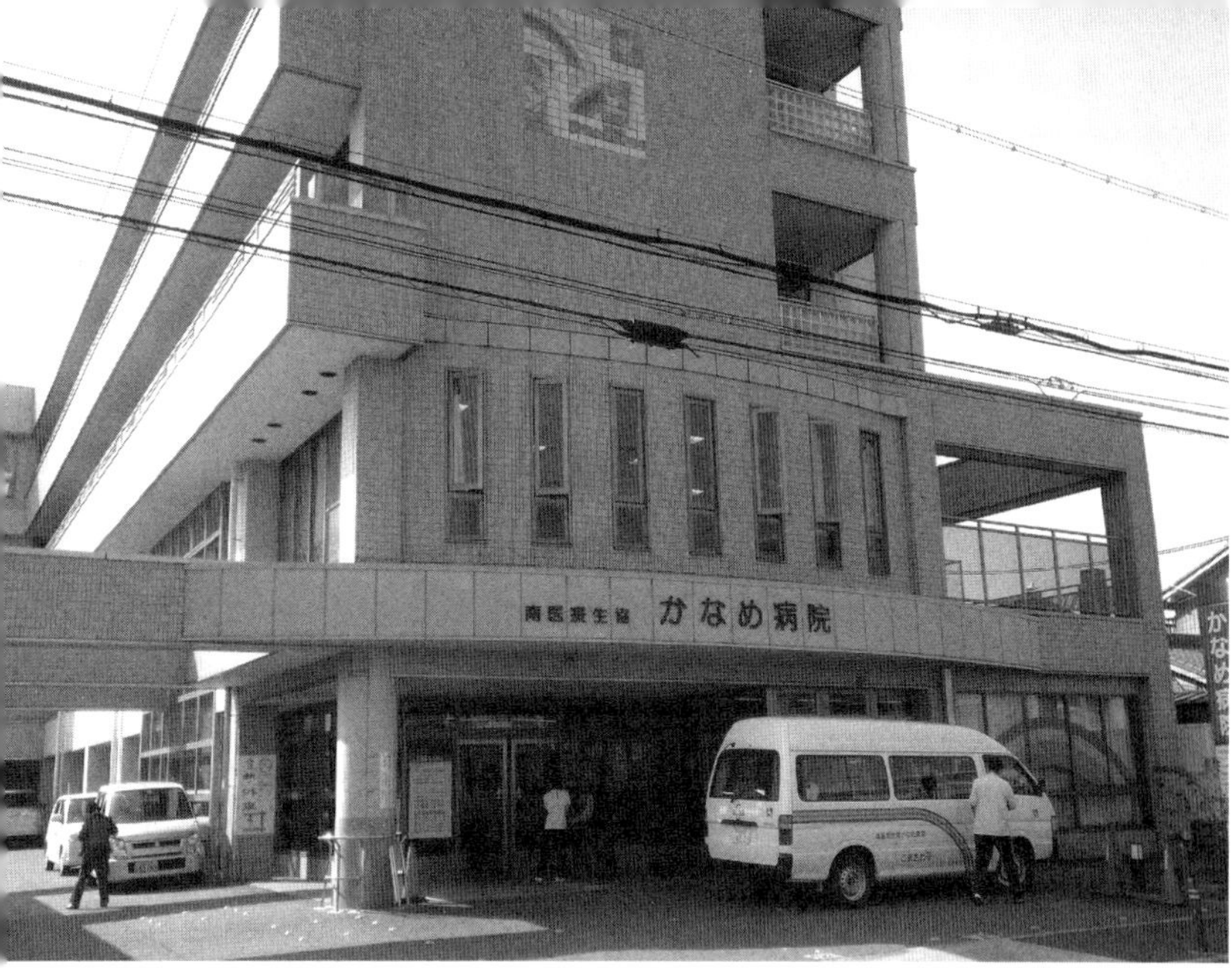

○かなめ病院の正面

組合員と職員での議論を毎月続けた。

推進委員会は２０１０年まで38回も開催し、「かなめ病院」を名実ともに地域の要《かなめ》とするため、高齢者の要望に応えるため増改築をし、物忘れ・糖尿病・呼吸器・重症心身障害の専門外来を充実させることになった。

この地域は、柴田・白水南・白水北・千鳥南・千鳥北の5支部による名南ブロックで、４３０３名の組合員となり、世帯比率は実に55％にもなった。あわせて1億３０００万円を超える増資を集め、２階建ての外来棟を増築する資金にすることができた。

さらには何度も繰り返した地域訪問活動や、まちづくりアンケート活動などを通じて、名南ブロック医療・介護・福祉マップを作成し、「かなめ病院」を含めて地域の安心ネットワークづくりが進んだ。

こうして「みなあん会議」の目標であった、「5000人の笑顔をあつめて、夢をかたちにする」ことが達成できた。

「かなめ病院」の後藤浩院長は、冊子「笑顔のあつまる　かなめ病院の歩み」において、次の文を寄稿している。

「介護保険制度開始と同じ日に、『人にやさしいホッとする病院』をキャッチフレーズに、さらにリハビリテーションを医療活動の大きな柱にして開業となりました。その年の9月に、東海豪雨で新築の病院は床上浸水にいたる事態となってしまいました。このことが職員の気持ちを一層高めてくれ、今日の病院の発展にいたる契機となったのではないかと考えています。療養型病床から始め、2008年には回復期リハビリテーション病棟として、病棟基準Ⅰ・重症加算基準を取得し現在に至っています。病棟・外来・在宅のリハビリテーションを行い、障害を持った人の生活を支えるうえで大きな役割を果たせるようになってきました。この間に神田茂先生が加わって、外来や在宅診療に新たな活動が加わり、現在の診療の形が出来上がりました。これまでになったのは、職員はもとより多くの組合員・ボランティアさんたちの協同のとりくみによるものと考えています。(略)」

こうした「かなめ病院」では、リハビリテーションにも力を入れ、子どもや高齢者だけでなく、障害者も人間としての尊厳を守り、穏やかで笑顔や喜びがあるリハビリを追求している。

そんな事例の一人に、2009年7月に開催となった新・南生協病院建設運動推進委員会である第36回千人会議の場で私は出会った。杖を使って立ち上がり、元気な声であいさつした寺本ららさん（21歳）であった。

障害者でも人生ららの女盛り体操

「四つん這いのまま、ゆっくり腰振って。そうすると股関節が柔らかくなるんでね」

かなめ病院の3階にあるピンク色のリハビリ台の前で、理学療法士の前田勝彦さんが声をかける。脳性マヒで下半身に2級の障害をもつ寺本ららさんのリハビリ風景であった。1990年に東京で生まれたららさんは、オーストラリアの高校へ車椅子で留学し、長期の休暇で帰国していた2005年12月のことであった。脳性マヒとは、受精から生後4週までに何らかの原因で受けた脳の損傷により、多様に発生する運動機能の障害を指す症候群のことである。

「ハイ、次は横座りのままで、左右に重心を移動させてみて。そうそうそう、そんな感じ」

1554グラムの未熟児として産まれてきたららさんは、1歳前から小児科にかかって辛い訓練を繰り返してきた。わずか生後10カ月のときである。「脳性マヒのこの子は、将来歩くことができない」と医師から言い渡された母親の真奈さんは、一人のとき何をしていても涙が流れた。それでもどうにかして娘を歩かせてあげたいと、各地の医師を訪ねてはいくつもの治療を試みた。親としては当然の願いであり、それに応える医師も熱心に治療や訓練を施してくれた。

しかし、らららさん本人の受け止め方はまったく違っていた。生まれたときから下半身の不自由な体にとって、自由に両足の動かないことが自然であり、その状態で日々暮らすことに疑問を少しも感じていなかった。したがって立つとX型に曲がる両足をまっすぐにするため、股関節や膝などに医師や療法士が加える強い力は、らららさんにとってはまるで拷問ともいえる苦痛でさえあった。医師や療法士が治療の主役であり、患者はあくまでも施しをありがたくしてもらう対象の一人でしかなかった。

それが「かなめ病院」では、何と逆転していた。医師や療法士はあくまで脇役であり、患者であるらららさんこそが主役で、その関係は前田さんとの初対面から始まっていた。

「えーと、かなめ病院では、患者さん一人ひとりに努力目標を聞かなきゃいけないことになっているんで、らららさんができるようになりたいこと教えて」

「男の子と立ってキスすること！」

らららさんは即答した。

「それと二ケツ（自転車の二人乗り）もしたいの」

「ひええ～、もうちょっと書きやすいこと言ってくれないかなあ。これ診察記録に残るんだぞ」

思わず前田さんは目をキョロキョロさせたが、すぐに元の穏やかな顔に戻った。

「それじゃあ膝を伸ばさないといけないなあ。若いっていいねえ」

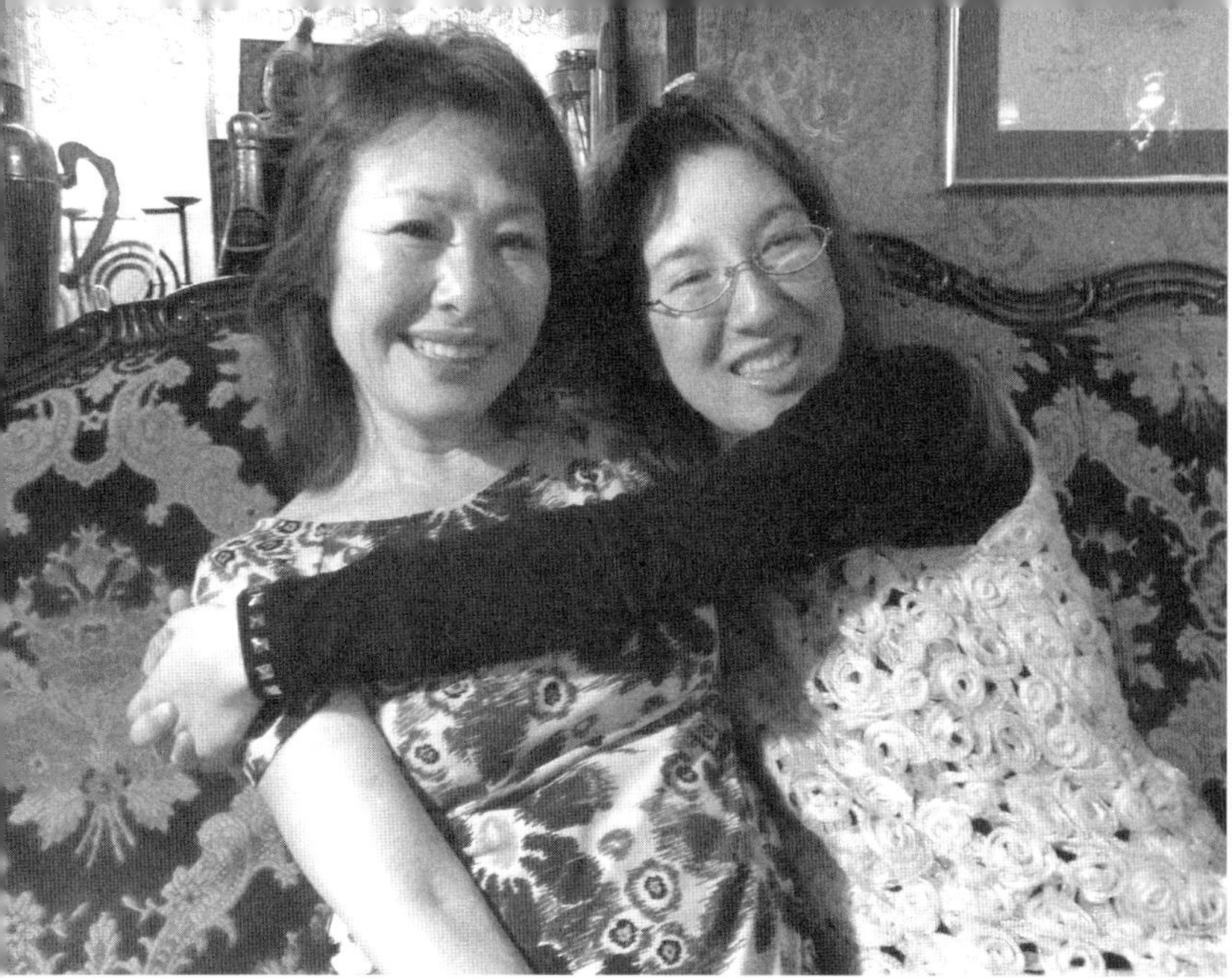
○寺本らららさん（右）と母親の真奈さん（左）

冷や汗をかきながら前田さんは、手にしたカルテに書き込んだ。

こうして始まったストレッチによって、ほどなく効果が現れた。両手の杖で体を支えながら、それまではつま先でしか立つことはできなかったが、かかとを着けて歩くことができるようになった。喜んだらららさんは、「女盛り体操」と命名して10枚のカードに記録し、その後ずっと大切に保管し活用している。

かなめ病院における障害者リハビリの目的は、「労働と生活を支え、生きがいのある人生をサポートします」とあり、心が動けば体も動くリハビリを一貫してめざしており、らららさんもその実践例の一つである。

ところでらららさんが南医療生協を知るきっかけとなったのは、母親の真奈さんが愛知県出身であり、名古屋市でのある集いに参加したときのことである。障害を持った娘のららさんが、親元を離れて一人で留学するのが心配だと話すと、同席していた南医療生協職員の遠山哲夫さん（63歳）が、高い専門性を持つ「かなめ病院」のリハビリテーション科を紹介してくれた。

その後も遠山さんは、ららさんが受診する日程の調整や、東京から新幹線でやって来る親子の名古屋駅から病院の往復を、担当の仕事ではないが好意でしている。

心の悪い方が100倍悪い

母親の真奈さんは、当時の様子を以下のように触れている。

「『オンナザカリの時に体が動かないなんてイヤだから、体操がんばってやってみるね！』と前田先生（理学療法士）考案『女盛り体操』のカードをトランクに詰め、オーストラリア留学に旅立った私の娘ららら。

私がミュージカルの旅公演で、妊娠4カ月まで踊っていたことや、スーパー高齢出産のためか（?）だけど、脳性マヒで歩けない娘として産まれてきちゃって15歳になる。

ずっとあちこちいい医者探しの人生だけど、『おった！　おった！　こんなトコにおった』と出会えた赤ひげこと後藤先生と、職人技の腕をもつ前田先生。『女盛り体操は効くワ！　成果有りだワ！』。わずか2カ月だけど、ららの背骨のゆがみが2カ所から1カ所に減っているのだ。クリスマスで一時帰国し、うれしい結果のクリスマスプレゼントと女盛り体操のカードをトランクに詰め、２００６年1年間のオーストラリア留学に旅立った私の娘の名前はらららデス。

南医療生協との出会いにカンパーイ」（南医療生協「健康の友」２００６年2月号）

ミュージカルの女優として全国をまわり、いくつもの舞台で歌い踊ってきた真奈さんは、歌が大好きで心が沈みかけると、「♪ラララ」と口ずさんで元気になっていた。そこで39歳のとき、予定より2カ月も早く出産した娘に「ららら」と名付けた。娘が人生における幾多の壁にぶつかっても、歌っていれば自分も廻りも元気になれる、との願いを込めた名前である。

両足に障害があって出歩くことは不自由でも、本の世界であればどこにでも自由に入っていくことができる。そこで真奈さんは、らららさんがまだ幼いときから時間をつくっては膝に抱き、絵本などを読んで聞かせ、やがて本が大好きな子どもに成長していった。

普通の学校に進んだらららさんは、小学校や中学校で「歩けない」とよくいじめられ、そのたびに泣きながら帰ってきた。そんな時、真奈さんは娘に大きな声で発破をかけた。

「足の悪いのより心の悪い方が、１００倍悪いんだ。『足の悪いくせに』と言われたら、『根性の悪いくせに』と大声で言い返してやればいいじゃん！」

時にはいたずらをされることもあった。その時母親は娘に、ためらわずに反撃する仕方を教えた。

「いい？　ららら。両方の杖を前にして、いたずらした性格の悪い子にぶつかっていけ！」

気迫は充分に伝わった。らららさんは、母親の教育の甲斐もあって少しずつたくましく成長していった。

オーストラリアでの勉学生活

「将来は国連で働きながら、世界中の子どもたちに夢を与える文学作品を創りたい」

高校に入る頃からそう考えるようになったらららさんは、やがて海外で勉強しようと決心する。しかし、留学先を紹介する説明会に参加しても、歩行に障害を持った子を受け入れてくれる学校はどこの国を捜してもなかった。

それでも「ららら応援隊」を自称する（株）エバ酸素の江場康雄社長の紹介で、オーストラリアのある私立高校を知り、母親たちと現地を訪ねた。しかし、対応した校長先生は、地球儀を指しながらこう言った。

「日本とオーストラリアは、地球の反対側なんだよ。こんなに遠くから、それも障害を持った子が一人でやってきたら、決して幸せになることはできないと私は思いますね。4人の娘の父親としても、君が幸せになれないことに賛成はできない」

親切心で言ってくれていることはわかるが、それでも納得できないらららさんは、体を乗り出して校長に英語でお願いした。

「世界中の貧しい子どもたちに、食糧や水などの支援物資と一緒に届けてもらうことのできる本を書きたいのです。ぜひここで勉強させてください」

大きな椅子に座っていた校長がのけぞって大笑いし、やっとのことで編入の許可を出してくれた。

「わかったよ。わかったから、しっかり英語の勉強をしたうえで私たちの学校においで」

提携している地元の語学学校で、オールAの成績を修めることが条件であった。そこでらららさんは、2005年1月にオーストラリアの全寮制の語学学校に入った。授業だけでなく、休み時間も含めてすべての会話が英語である。小学3年から学んでいた英語に一段と磨きがかかり、らららさんは夢の中の会話も英語となっていった。

2カ月ほどしてクリスマス休暇で帰国したときのことである。学生ビザを申告したが、1カ月たっても音沙汰なしで、このままではビザが下りずに留学ができなくなる。らららさんは、オーストラリア大使館だけでなく、外務省の大洋州本部長やメルボルンの日本大使館にまでも手紙を書いた。

「世界中の子どもたちを元気にする作品を、私は英語で書きます。そのための大きな一歩として、オーストラリアに留学したいのです。前例が無いとおっしゃるのなら、私が前例になります。私の夢をぜひとも応援してください。お願いします」

数週間たって待望のビザがらららさんの元に届いた。

障害者が障害を感じない社会へ

らららさんが語学学校でオールAを修め、高校に編入したのは2006年7月のことである。高校でも周りの皆が協力してくれたので、車椅子での勉学や暮らしに不自由はまったくなかった。例えばドアの前にらららさんが来ると、誰かが必ず開けてくれるので、オーストラリアでは一度も自分でドアに手をかける必要がなかった。

重いカバンを持っていると、友人から声がかかる。

「おい、カバン寄こせよ」

自分のできることはしようと考えているらららさんは、遠慮もあって「重いからいい」と断る。

「重いから持つと言ってんのに、訳わかんねーこと言ってんじゃねえよ」

きょとんとしながらも友人は、ひょいっとカバンを持ってくれた。

らららさんは言う。

「オーストラリアで私は、障害者であることを意識せずに暮らすことができるんですよ」

そんならららさんだが、たった一度だけ自由に動く足を切望したときがある。2007年5月に学校主催のダンスパーティーが開催され、学年全員が正装して出席した。ららさんは、お母さんの準備してくれた黒いレースのワンピースの上に、金糸の模様が入った朱色の着物を掛け、金色のサッシュを帯のように締めて参加した。

前半のソーシャルダンスでは、壁にもたれて級友たちの楽しそうな踊りをながめているだけであった。幼い頃にららさんは、アンデルセンの「人魚姫」が理解できなかった。魔女に頼んで声と引き換えに、大切な尾を足に替えるという割に合わない取り引きをする姫が、どうしてもお馬鹿さんに見えた。

しかし、この時ほど喋れなくてもかまわないから、たとえ一時間でも踊ることのできる両足が欲しいと思ったことはない。いつの間にかららさんの瞳が潤んで、踊りの輪が霞んで見えた。

パーティーは、後半のディスコダンスに変わった。そのときである。クラスメートのリースが駆け寄ってくると、ららさんの両手をとってホールの中央へと連れ出した。

「俺、お前のパートナーだから。しっかりつかまってろよ」

驚くららさんの両手を強く握ったリースは、185センチの長身をピンと伸ばしたまま、両手を自分の肩まで上げて勢いよく回転しだした。ららさんの身長は152センチで、身長差は実に33センチもある。何度回転しただろう。ららさんは、自分が今どうなっているのかすぐにはわからないほど驚いた。やっと空中でのターンが終わり、リースの両腕に支えられて床に立つと、やがて両方の頬に熱い涙が流れた。

オーストラリアで障害者に対して優しいのは、決して個人だけではない。とくにらららさんの通う学校のあるバララット市は、医療と介護に関するネットワークが整備されている。例えばらららさんは、ホームドクターの指示の下で、カイロプラクティックやマッサージやストレッチの各専門家にかかっており、四者は横の連携をとって情報の交換をし、それぞれが他の人のとりくみを理解したうえで自らの役割を分担している。

その点日本では、大半の場合各専門が完全な縦割りのままになっており、患者は症状や治療法によって、いくつもの専門機関を渡り歩いているので、全体を把握している専門家は残念ながらいない。医療者が主体でなく、オーストラリアのようにあくまでも患者が中心である考え方は、南医療生協の進めている協同カンファレンスや地域医療にも通じる。らららさんは、自らの体験から強調していた。

「障害者が障害を意識しない社会に日本が一日も早くなるためにも、患者中心の南医療生協のとりくみがさらに発展し、他の医療機関にもぜひ拡がってほしいものですね」

オーストラリアで通っている国立大学を２０１１年にらららさんは卒業し、社会に大きく羽ばたこうとしている。アーティストである父親の寺本建雄さんを含めた親子３人で、すでにLALALA Officeを設立し、休暇で日本に帰国したときは講演会などもしているし、留学日記が本にもなったらららさんである。これからもいくつかの障壁が立ちはだかろうと、「♪ららら」と歌いながらきっと元気に乗り越えていくことだろう。

4　きままてんぐ苑

「生協ゆうゆう村」きままてんぐ苑とは

２００５年秋に開設となった「きままてんぐ苑」は、介護保険による要支援以上の方が利用する３階建ての施設で、１階はデイサービスに、２、３階はショートステイで使用している。年間休みなしで実施しているデイサービスでは、午前9時半から午後4時までの定員25名による「おはようデイサービス」があり、ちぎり絵や革細工などのクラフトもあれば、出かけて喫茶店でお茶を飲んだり買い物をすることもある。さらには5種類のマシンを使った体力を維持するトレーニングや、料理やおやつ作りなどたくさんのメニューがある。

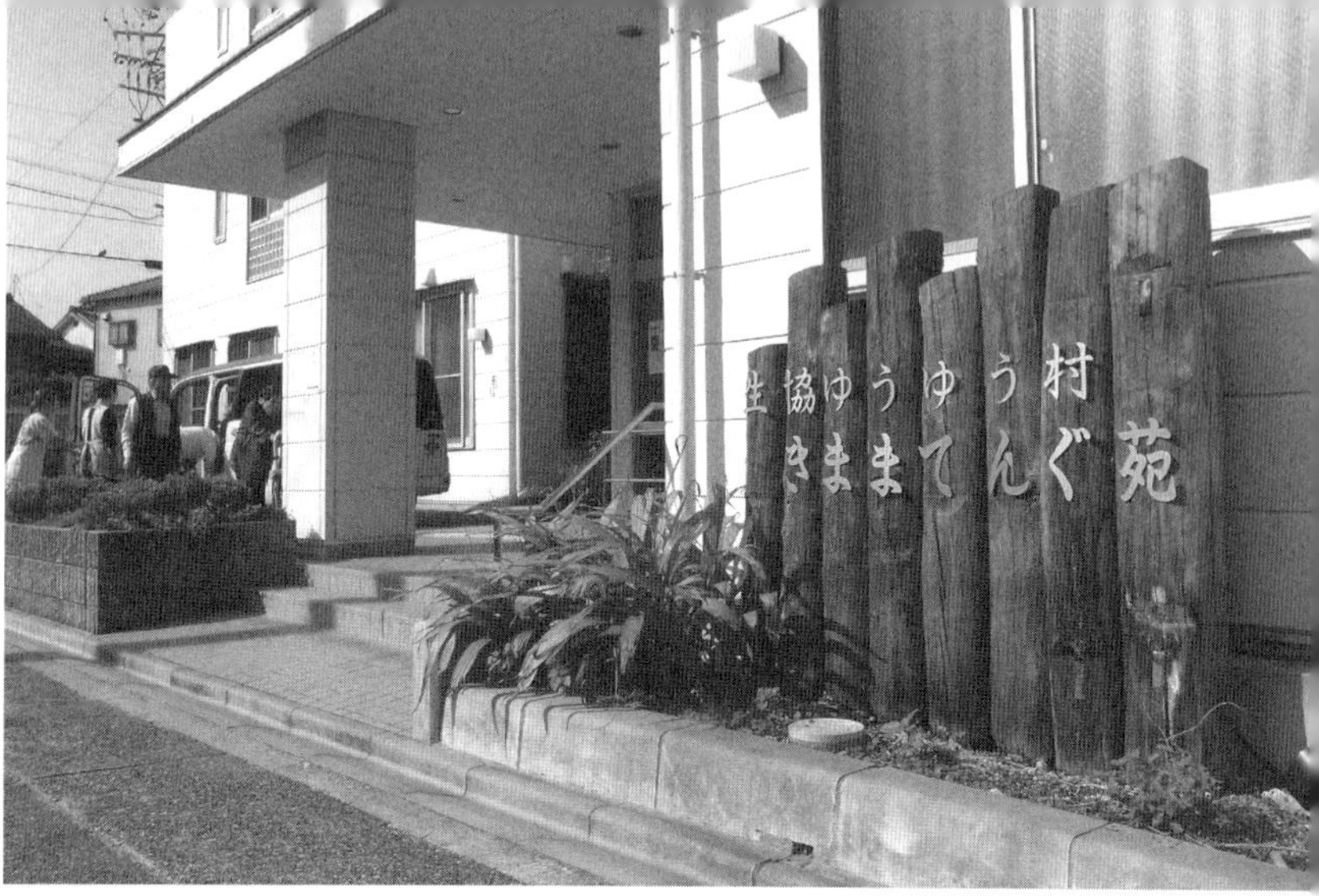

○きままてんぐ苑の入口

迎えを遅くしたい人には、正午から午後7時までの定員10名の「ゆっくりデイサービス」があり、昼食と夕食もセットになっているから安心である。

定員48名のショートステイでは、短期の宿泊を全員が個室で過ごすことができ、各自に合ったプログラムやリハビリなどを用意し、気分転換の旅行気分で利用してもらっている。

なお「きままてんぐ苑」の名称は、千鳥橋の北側で80年以上も工場を経営していた天狗缶詰が、福祉に役立つようにとこの土地を提供してくれたので会社名の一部を使い、また利用者には普段の延長で「きまま」に過ごしてほしい願いを込めている。

ところで2004年2月に、「まちにとけこみ、まちとふれあう」を合言葉に、小規模多機能介護福祉施設の建設を南医療生協の理事会で決め、支部や理事、職員、患者会、ボランティア、介護の会など100人をこす代表が集まり、通称「百人会議（別称は飛躍人会議)」を1年以上かけ、施設のハード面やソフト面のイメージを話し合った。全地域9ブロック代表の組合員と職員が、毎月1回生協本部に集まって、介護や介護保険について学び、自分たちの望む介護事業や街づくりを語った。2004年12月には、劇仕立ての「立村集会」に百人会議メンバーの80名が出演し、「生協ゆうゆう村」建設の必要性を熱く語った。こうして「きままてんぐ苑」を含めて、いくつもの介護施設などを集めた「生協ゆうゆう村」は、2005年5月から2006年12月にかけて完成した。

そこでの介護における共通した願いは、自分の事は自分でおこなうという当たり前のことをとりもどし、一日の日課は自分で考え、多数のプログラムから選ぶことができ、個室入浴ができるようにして、入浴の時間を自由にし、家庭でも入ることのできる自信をつけることである。また体力の維持ができる筋力トレーニングは、自分の判断でしてもしなくても自由で、あきらめてしまった趣味や自分史作りや写真の整理など、何でもチャレンジでき、利用者と職員と地域の皆さんがいつでも楽しく集うことであった。計画ができれば次はその具体化である。「生協ゆうゆう村」の建設には、2004年度1年間で、延べ2万人の組合員から2億3千万円近くの出資があり、2005年1月の「村開き」では、寒風の中を参加者全員が手をつなぎ、声を一つにして司会者の合図で鍬入《くわ》れをした。「生協ゆうゆう村ができたらお手伝いします」との「村おこしメッセージ」には、実に1700人もの応募があった。

秋のオープン時の「わくわく村まつり」では、4日間で延べ5000人の見学者と来賓者やご

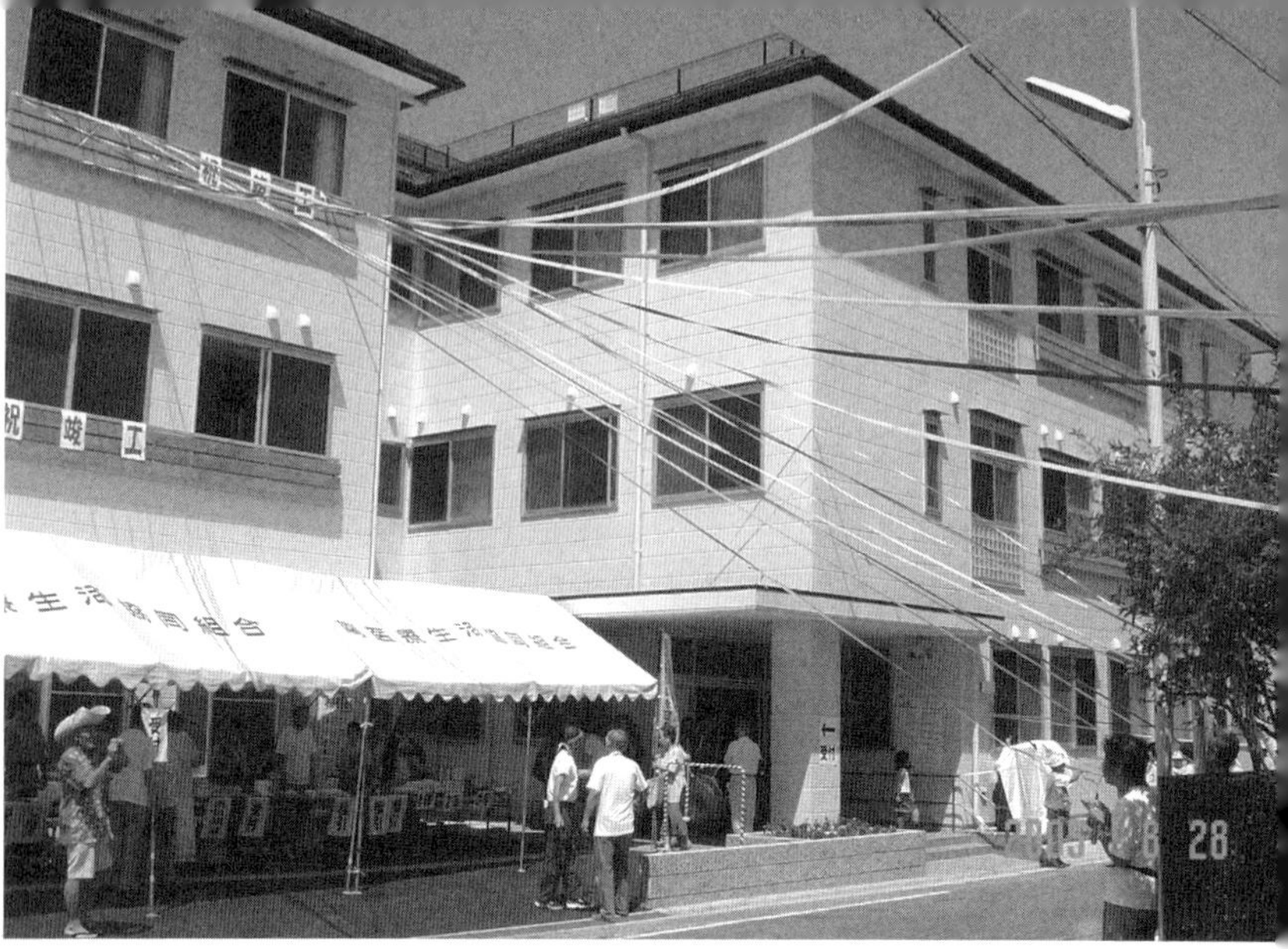

○生協ゆうゆう村「わくわく村まつり」

近所の皆さんが訪れ、最終日は7色のテープを施設内と屋外を縦横に巡らし、参加者全員でテープカットもした。

こうして完成した「生協ゆうゆう村」には、現在以下のような施設が隣接している。

名称　（概要）

グループホーム「みんなのざいしょ」（1ユニット9名）

小規模多機能ホーム「みんなのざいしょ」（登録25名　通いが1日15人、泊まり5人）

みなみ訪問看護ステーション

ヘルパーステーションかなめ

グループホーム「いりゃあせ」（2ユニット14名）

デイサービス「いりゃあせ」

ショートステイ「きままてんぐ苑」（48床）

デイサービス「きままてんぐ苑」

多世代交流館「がやが家」

多世代共生住宅「わいわい長屋」　27室
助け合い事業「おかげさま　みなみ」
まちのたまり場「こまさわ邸」
なお「きままてんぐ苑」の1日の利用料金は、介護度や支援度などによって異なり、デイサービスでは1459円～5040円で、ショートステイでは1743円～5310円となり、車による送迎の必要な方には別途料金がかかる。

歌詠み

九州生まれの石田三郎（仮名）さんは、三井化学（株）に長年勤め、定年後は趣味を大切にして生活を楽しんでいた。石田さんが「きままてんぐ苑」を最初に利用したのは89歳になったときで、転んで慢性硬膜下血腫となり、また首の骨の障害である頚椎症《けいつい》と診断されていた。このため要介護度5で自由に歩くことはできないが、車椅子を使っての移動は可能で、また多少の物忘れがあった。

入れ歯が合わないのか石田さんは発音がいくらかはっきりせず、かつ難聴もあって他人との会話がスムーズでなかった。そのため他の人との接触を避け、すべての食事を個室でとり、日中も車椅子に座ったまま部屋でラジオを聞いていることが多かった。そんな状態で当初の石田さんは、一日も早く娘さんのいる実家に帰りたいと思い、ストレスが高まり円形脱毛症になった時期もあった。

しかし、話好きの石田さんは、職員の声掛けに少しずつ興味を示し、個室からホールに出てくる機会が増え、食事やおしゃべりだけでなく、いろいろなレクリエーションにも参加した。テーブルを囲んで風船を飛ばす風船バレーもあれば、カラオケや折り紙作りもあった。石田さんの会話はだんだんと増え、それに伴って趣味の歌もできていった。

「きままの3階の部屋で　若者の話を聞く　老いの我は　楽しかりけり」

周りに高い建物がないため、きままてんぐ苑の屋上からは四方の景色をながめることができる。すぐ南には天白川がとうとうと流れ、ときおり川面にカモメや水鳥が舞ったりしている。西側を南北に走る国道247号線は、天白川にかかる千鳥橋をこえて東海市に延びている。また同じ西側には赤い電車が走る名鉄線の向こうに、中京臨海工業地帯の高い煙突から、モクモクとわく煙をのぞむことができる。北側や東側には民家が並び、それらの先に小高い丘などが見える。

利用者さんたちは、天気が良いとエレベーターを使い、一緒に屋上へ散歩に出かけることがある。屋上の北側の一画には、約10メートル四方に土を盛って家庭菜園とし、職員と利用者が一緒になって花や野菜を育てている。りっぱなスイカができたとき、石田さんが詠んだ。

「きままなる　屋上果樹園　成るスイカ　2・3個光り輝く」

2009年6月に日本の各地で空からオタマジャクシが降り、マスコミで話題となった。「オ

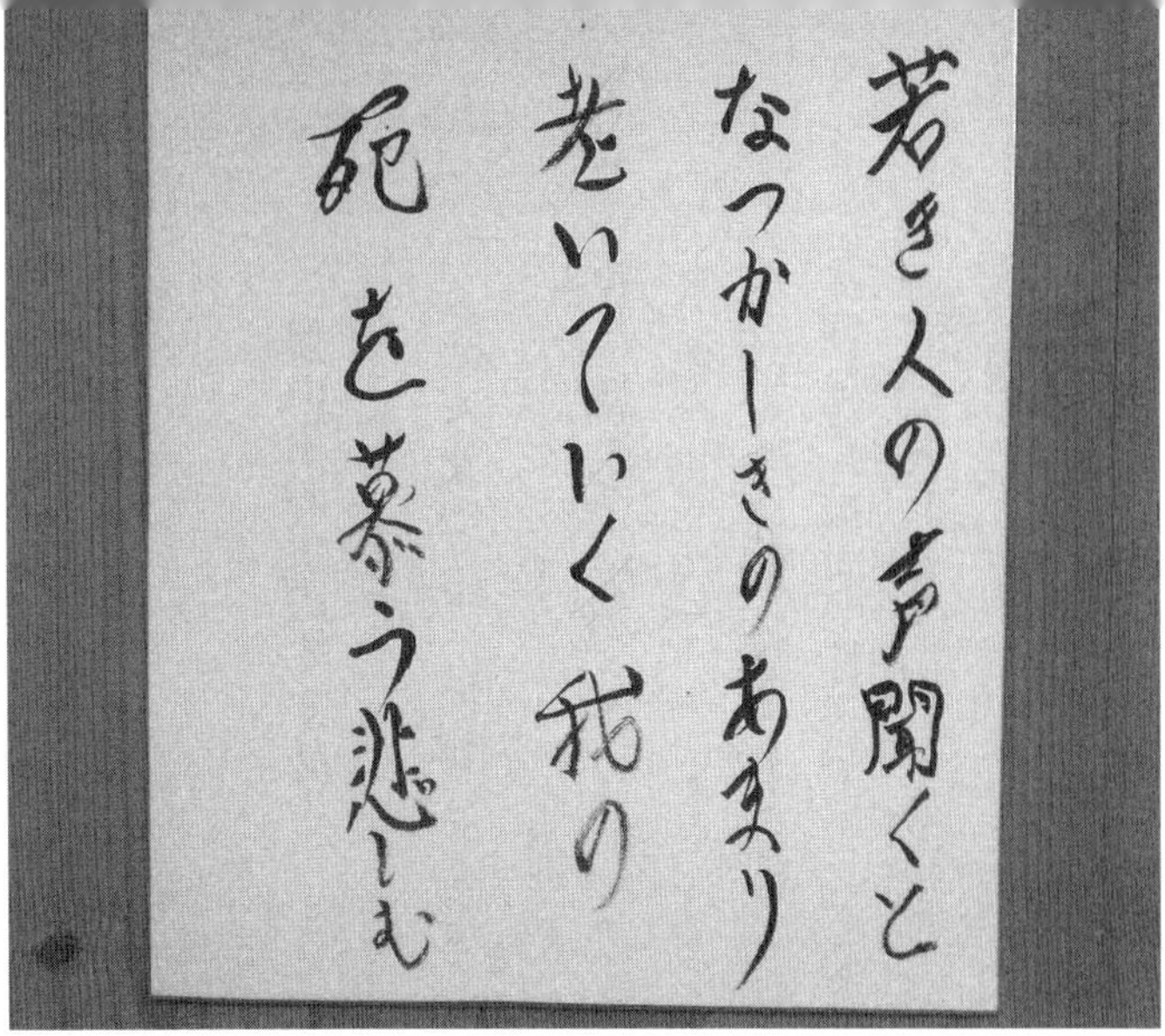
若き人の声聞くと
なつかしきのあまり
老いていく我の
死を慕う悲しむ

○石田三郎さんの短歌

タマジャクシ　空から大量に　石川で奇妙な現象相次ぐ」と毎日新聞がその数を１００匹と報道し、朝日新聞は、「オタマジャクシ散乱、広島でも民家の庭などに13匹」と報じた。また愛知県では中日新聞が、「オタマジャクシ、愛知・知立でも降った？」として、25匹もあったことを知らせていた。ホール中央のテーブルで団欒《だんらん》していた数名の高齢者の中に、最年長の石田さんもいて、その日の夜に歌を創った。

「久がたに　めずらしき話　老日に聞く　楽しみで　若くなりにけり」

　誰しも時間は刻々と過ぎ、石田さんもそのことは充分に認めている。それでも生き抜いて、いつまでも好きな歌を詠い続けたい。その熱い想いも歌にした。

「老いて尚　若さをしたう　男が一人　名は石田」

「若き人の声聞くと　なつかしきのあまり　老いていく我の　死を慕う悲しむ」

自らをどこまでも客観視し、死を慕いつつ悲しむとまで言い切ったから凄い。石田さんの最後の歌となった。

良い事貯金のすすめ

石田さんのケアに携わってきた「きままてんぐ苑」の介護士の一人が、ベテランの三橋清美さん（47歳）である。1998年に南医療生協がヘルパー講習を始め、一期生として介護保険制度などを勉強した。2000年に介護保険制度が導入されると、ホームヘルパーや病院の看護助手として三橋さんは4年間働き、その後は「きままてんぐ苑」に勤務し現在に至っている。

石田さんのケアを通して三橋さんは、利用者を一律に介護してきたユニットケアでなく、各自に合わせた個別の介護の大切さを学んだ。入浴や昼寝の時間も、希望する時間は異なるし、自由時間の過ごし方も、塗り絵を望む人もいれば、編み物やカラオケをしたい人もいる。みんなと一緒にワイワイと楽しみたい人もいれば、石田さんのように一人で何かを創作したい人もいる。長い人生を歩んできた高齢者にすれば、したいことが多様化するのは当然のことだろう。

それでも何をしたいのかハッキリしない人や、考えを整理することの難しい認知症の方もいるので、利用者の意思だけに任せておけないこともある。そうした経験から三橋さんは、相手に寄り添うことの大切さを強調する。

「以前に認知症の学習会へ参加したとき、たとえ物忘れが激しくなった方でも、良いことをコツコツと積み上げていれば、ふと何かのときに安心してそのことを思い出すことができると、講師の神田茂先生から教えていただきました。決してあきらめずに良い事貯金を増やしていくことが、南医療生協らしい介護だと思います。

石田さんのときも、最初は何をしたいのかわからず戸惑ったこともあります。それでも歌を詠むことが趣味だとわかり、それを応援したことで元気になってくれたし、他の利用者様や私たち職員との間もうまくいくようになりました。これからも利用者様に寄り添い、生協らしい介護を続けたいものです」

良い事貯金を地道に積み上げていく三橋さんの介護が、利用者や仲間の職員との協同を通じて、さらに役割を発揮していくことだろう。

元気な銭太鼓

「生協ののんびり村、ばんざーい！」

90歳になる男性が、椅子からサッと立ち上がるとひょうきんな声を上げながら、左右に持った銭太鼓を高く掲げ、さらに大声で続けた。

「本日は、誠におめでとーございまーす！」

両手の銭太鼓を膝の前に合わせて深々とおじぎをすると、周りで見ていた参列者から大きな拍手がわいた。

2009年4月におこなわれた、東海市における「生協のんびり村」のオープニングセレモニーの一場面であった。「生協のんびり村」の入り口近くにある広場では、揃いの明るい緑色のハッピを着た15名ほどが、2列で椅子に座っていた。各自は両手に持った紅白の銭太鼓を小刻みに震わせながら、三味線と太鼓に合わせて演じていた。「きままてんぐ苑」のデイサービスを受けている人たちで、「ソーラン節」や「炭坑節」などの曲に合わせて、銭太鼓のシャカシャカという独特の音があたりに流れた。

銭太鼓は30センチほどの細長い筒の両端の内部に、5円玉を3枚ずつ針金で通したものをセットし、硬貨同士の当たることで音を出す日本独特のリズム楽器で、島根県の安木節の伴奏に使われることでも有名である。銭太鼓は左右で硬貨が12枚となって12カ月を意味し、1年間の幸せをもたらすことに通じる。また銭太鼓の房の赤色は太陽で、白色は大地を表現するため、紅白で天と地の恵みを祝っているとされている。

皆が主役

「きままてんぐ苑」での銭太鼓は、２００７年11月の「かなめ健康祭り」が初披露であった。デイサービスを受けている高齢者でも、継続して仲間ととりくむことができる。またイベントにおける発表など、具体的な目標を持てることが銭太鼓をスタートさせたきっかけであった。

デイケアの利用者の8割は女性だが、銭太鼓では男性の活躍が目立ち、銭太鼓の活動日である日曜日には半数が男性となる。当初は職員がリードして演じていたが、だんだんと男性の利用者が運営の中心になっていった。以下はそうした高齢の男性たちである。

80歳代の司会者は、話し上手の気さくな人で、いつも皆を笑わせている。職員の作った司会の原稿は、自宅に持ち帰って自分なりに修正し、何度も練習を繰り返して本番を迎える。さらにはその場でアドリブも入れて、楽しい雰囲気を演出する。マイクを握る舞台では、大きな金色の蝶ネクタイを締め、「私が司会です」と書いたタスキをかけて愛嬌をふりまく。

歌が得意で銭太鼓ではいつも歌っている70歳代の男性もいれば、以前は歩行器で動いていたが、訓練して車椅子で移動ができるようになり、銭太鼓のときは皆と一緒に座るようになった介護度2の人もいる。太鼓のバチを持つと元気になる80歳代の方もいた。

会社人間として働いてきた男性の中には、重い責任を持った仕事をしてきた人が少なくない。そうした強い責任感は定年後も続き、「きままてんぐ苑」での練習が上手くいかないと、「まだまだ練習が足りんな。本番まで何回あると思っているんだ！」と大声を出すこともある。また若い職員が準備の段階でモタモタしていると、「もっと段取りよくやらんといかん！」と注意もする。するとグループが締まり、全員のやる気が増していく。こうして銭太鼓を通して男性の活躍の場が広がっていった。

これまでに銭太鼓は、「きままてんぐ苑」での催しだけでなく、「かなめ病院」や「生協のんびり村」のイベントなどに呼ばれて参加してきた。そのたびに観客から大きな拍手をもらい、演じる人たちの励みにもなってきた。

協同する難しさと素晴らしさ

銭太鼓に関わっている若い職員の一人である五明《ごみょう》美咲さんは、南医療生協に入って3年目となり、「きままてんぐ苑」のデイサービスの介護士であると同時に、健康・運動実践指導者でもある。

人が大好きという朗らかな五明さんは、利用者が自分の好きなことを活かして、銭太鼓の大切な役割を担って、いつも元気一杯に演じてくれると喜んでいる。職員が指示をして動くのではなく、参加する利用者が自主的に関わって居場所をつくっていることが楽しさにつながっている。

「きままてんぐ苑」で仲間と練習し、さらには自宅に持って帰って一人で何回も練習し、また皆とのけいこの場にやってくる。その繰り返しで本番の舞台にのぞむので、銭太鼓のとりくみが生活の一つのサイクルにもなっている。演じている人たちは、家庭と「きままてんぐ苑」と本番の舞台の流れの中で、銭太鼓を通し人間として大切な生活文化を楽しんでいる。

五明さんは、一つの目標に向かって力を合わせる大切さを学んだと言う。

「舞台の上では、皆が主役で輝いています。それも発表の場や見てくれる人たちが多くなればなるほど、注目を集めることによって各自のやる気は高まっていきます。

一人ひとりの個性は違っていても、銭太鼓をりっぱに演じるという一つの目標に向かって、皆で協力することの難しさと素晴らしさを私は学ぶことができました」

銭太鼓を皆と一緒に演じる五明さんも、楽しみつつ互いに助け合う大切さを深めつつある。

地域の道路は病院の廊下

「2000年には、『かなめ病院』のオープンがあったでしょう。南生協病院の大きな改装が2003年で、グループホームとデイケアの『いりゃあせ』が2005年で、『生協ゆうゆう村』の『きままてんぐ苑』も同じ2005年。『わいわい長屋』は2006年にできましたよ。そのうち2010年に南生協病院が5キロ先へ移転し、同時に『かなめ病院』の外来棟新設の話でしょう。たくさんのお金を使って大改装したのに、すぐ移転するとは何を考えているのかと、組合員さんからえらく怒られましたよ」

旧南生協病院と「かなめ病院」のある名南ブロックで、長年理事を務めてきた亀井圭子さん

（73歳）は、静かに笑っていた。南医療生協が設立となって最初の事業所である「みなみ診療所」はこの地域に開設し、それだけ医療生協の歴史が長く、他の地域よりも組合員の組織率は高い。したがって地域や組合員から生協への期待も強く、どのようにしていけばよいのか話し合いを繰り返したと亀井さんは言う。

「2007年に私たちは『みなあん会議』をつくり、皆の力で地域をどうするかの話し合いを始めました。まずは壁に大きな地図を広げて、名南まちづくりマップを作成しました。次に地域の組合員を訪問し、南生協病院が移転した後で、どうすれば安心して暮らすことができるのか聞いてまわりましたよ。目標は『5000人の笑顔をあつめて、夢をかたちにする』とし、具体的には『かなめ病院』の外来を充実させて、医療・介護・健康づくりの地域のセンターにする案にまとまりました。後はその案を実現させるため、『かなめ　ピカピカ1億円増資』にもとりくみ、期日までにやり遂げたものです」

この地に長年住む亀井さんは、予定していた結婚式の1カ月前に、1959年の伊勢湾台風の直撃を受け家屋は水害で半壊した。やがて地域は、四日市喘息よりもひどいとさえ言われた柴田喘息が広がり、亀井さんのご主人は慢性気管支炎と肺気腫の公害病となり、南医療生協で肺ガンの治療を受け、5年後に膵臓《すいぞう》ガンで残念ながら他界した。こうした地域で安心して暮らすことができるようにと、南医療生協や反公害などの運動に関わり今も忙しい亀井さんは、地域における信頼関係づくりの重要性を語っていた。

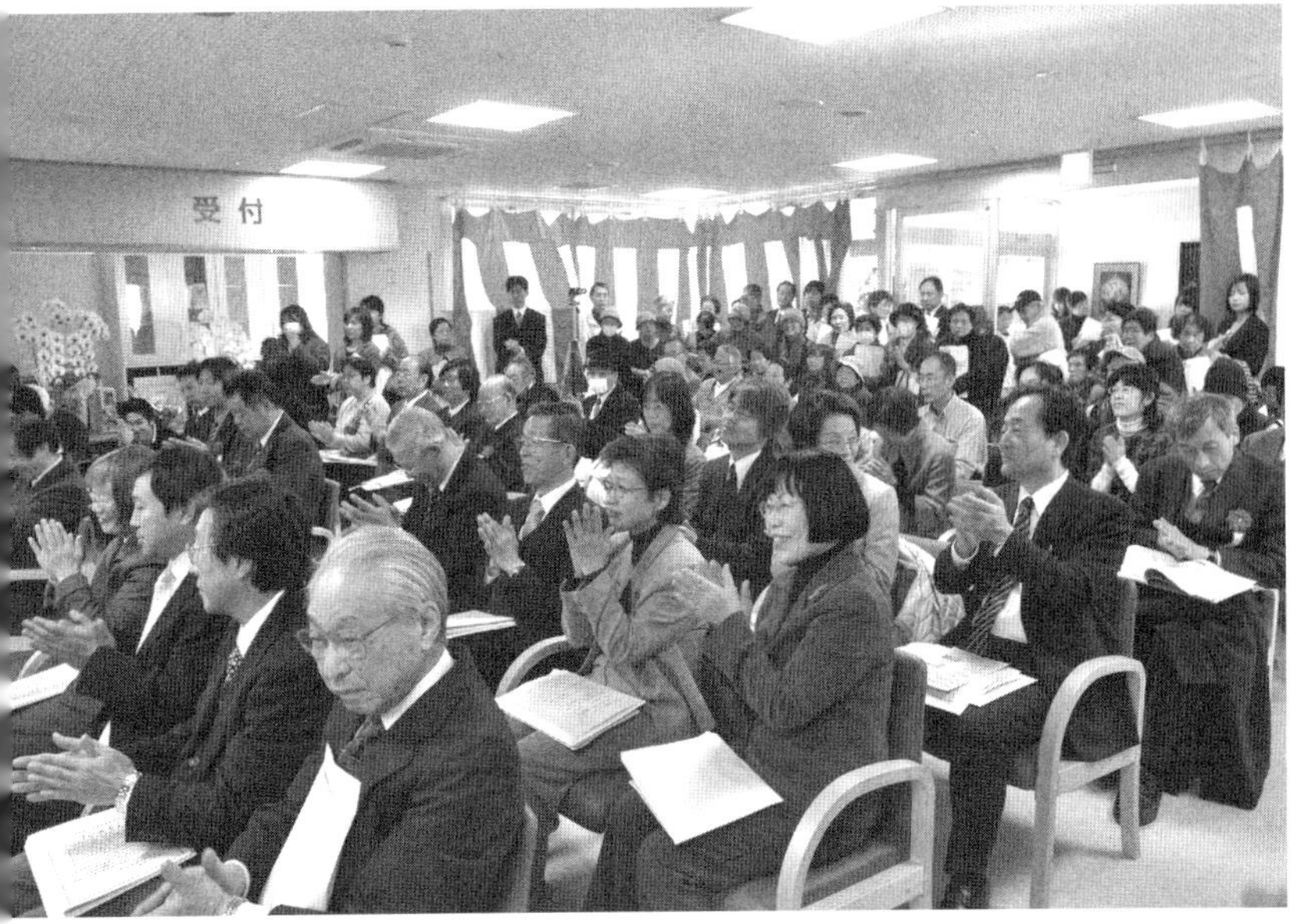

○かなめ病院竣工式

「この家は、『こまさわ邸』と名付けた私たちのたまり場です。実は亡くなった組合員の駒野さんと沢田さんから、たくさんのお金とこの家を南医療生協が頂きましたので、私たちは感謝してこの名前を付けて大切に利用しています。生協のとりくみの輪が、少しずつかもしれませんが、組合員に理解されて確実に拡がっていると実感できてうれしいですね。

『地域の道路は病院の廊下』と私たちは言います。地域が病院の中と同じようになってほしいと考え、どこに住んでいても、誰もが安心して暮らすことのできる地域を夢見て、それをコツコツと皆で協力して形にしていくことですよ。名南ブロックはまさにその繰り返しでこれまでやって来たし、次の若い世代にもぜひ引き継ぎたいものですね」

いくらか白髪の見える亀井さんから、思いを込めた言葉がポンポンと威勢よく出てくる。これからも名南の地域で仲間と協力し、新しい夢を形にしていくことだろう。

まちの介護力を

「これから介護は、いったいどうなると皆さんは思いますか。2012年4月には、医療介護同時診療報酬の改定があり、2025年には超介護社会が到来しますよ。

まず2012年ではデイケアにおいて泊まりケアが実施となり、ヘルパーは24時間の巡回型が求められ、高齢者住宅の住み替えが推進され、厚労省と国交省が連携することでしょう。また

２０２５年には団塊の世代が75歳となり、後期高齢者が１３７２万人から２１６７万人へと大幅に増加し、愛知県だけでは60万人から１１５万人へと全国で５番目の増加率になり、要介護者は９・６万人から24・７万人にもなります。

このため老人ホームはケア付きアパートとなって、地域全体で介護をする時代になり、街の機能が問われることにきっとなりますね」

２０１０年12月に開催となった「生協ゆうゆう村発表会」で、管理者の首藤秀一《しゅとうしゅういち》さん（53歳）による発表があった。各職場で各自が考えていることを７分間で自由に発表し、約50名の参加者が熱心に聞いていた。９人目となった最後の発表者である首藤さんは、管理することの重要性を強調していた。

「そうした変化に対応するため、介護職の中からマネージャーになる人がたくさん出てほしいですね。看護の管理システムは、クリミア戦争の時にナイチンゲールが活躍した１８５４年からですから、すでに１５０年以上もの歴史があります。ところが介護のとりくみは新しく、介護保険法ができてからまだ10数年しかたっていませんね。経営者や部門管理者といったポストに、ぜひチャレンジしてください。生協には、住む・食べる・助け合うの、複合的事業展開が求められていますね。空きアパートの活用や地域の八百屋さんとか、生協の『いっぷく運動』を利用した配食サービスもあれば、24時間巡回型ホームヘルプや、緊急一時保護とか成年後見制度の検討も大切になるでしょうね」

漢字と発音はよく似ているが、看護と介護では歴史がまるで違う。介護の役割をより発揮するためにも、首藤さんは生協だけでなく地域の中での連携強化の必要性を強調していた。

「街の介護力を協同で推進することですよ。そのためには生協の支部や班活動だけでなく、地域のあらゆる医院や介護事業所や町内会やボランティアさんたちと連携し、協同の力を強めていくことです。２００９年にスタートさせた南区介護関連事業連絡会がそうで、何らかの形で介護に関わっている団体がたくさん集まっています」

首藤さんから見せてもらった連絡会の規約には、目的として以下のように触れていた。

「本会は、南区の介護や介護予防を必要とする本人、その家族に良質な介護サービスを提供し、安心して暮らしていける環境づくりに貢献することを目的とする」

介護と言っても、その事業内容は多岐にわたる。この連絡会では、居宅介護支援・訪問介護・訪問看護・訪問入浴・訪問リハビリテーション・通所介護・通所リハビリテーション・短期入所生活介護・短期入所療養介護・福祉用具レンタル・福祉用具販売・居宅療養管理指導・認知症高齢者グループホーム・特定施設入所者生活介護と14にも分類し、すでに１０７カ所の事業所のリストを作り、相互の連絡や協力を強めていた。

首藤さんの強調する地域の介護力が、確実に南区で拡がりつつある。

5　グループホーム「なも」

グループホーム「なも」の誕生

南医療生協としての歴史の古い星崎地域は、高齢者の割合も高い。地域のたまり場づくりである「いっぷく運動」として、２０００年９月から始まった「星崎なかまの家」があり、その後６カ所にまで広がった。介護保険の施行後の２００３年に、ヘルパーステーション「ほしざき」ができ、地域の介護の現状が見えるようになった。

地域のケアマネージャーは、介護認定の高齢者の７割以上に何らかの痴呆症状があり、行き場のなくて見守りの必要な高齢者がいて、在宅介護やグループホームの必要性を強調していた。

その結果、星崎地域の班会では、「自分たちの地域にグループホームが欲しい」という声が高まり、民家を改修して低コストでの創設を実現するため準備委員会を発足させた。今後も要介護高齢者は増加し、認知症も増えることが予測されるので、介護をしている家族の負担を軽減するためにも、医療生協のネットワークを活かした福祉施設づくりを進めることになった。

運動を進めるため目標にしたことは、グループホームの必要性を語れるようになり空き家を見つけよう、改修費や備品購入に1000万円かかり、その全部を地域の組合員で集めきろうであった。

さっそく開設をめざす準備委員会が発足し、組合員と職員が協同で、地図を片手に自転車の「ちゃりんこ隊」が地域をくまなく回り空き家を探した。ときには蚊の大群に襲われたこともあったが、やっとのことで適当な物件の情報が入った。家は古いけれどしっかりした建て付けで、これならグループホームに活用できると契約し着工した。改修工事も終わりオープンの前に見学会を開催し、近所・組合員・生協関係・他団体の400名もの方々が来てくれた。地域での世帯組織率は60%を超え、ある組合員は「地域が庭のように見えてきた」と話していた。

この結果として事業内容は以下となった。

120坪の土地に木造2階建ての1階部分のみ使用し、延床面積45坪。居室は全室空調とテレビのジャックを備えた個室で8部屋、事務所 1、居間 1、台所兼食堂 1、風呂 1、脱衣室1、トイレ 2である。

入居条件は、医師による認知症の診断があり、介護保険制度の要支援2もしくは、要介護1～

5に認定され、共同生活ができること、日常的に点滴や注射等の医療行為が必要でないこと、室内に段差があり車椅子での介助スペースがなくても歩くことができることである。

なお「なも」とは、名古屋弁で相手と共感したいときに使う言葉である。こうして開設したグループホーム「なも」では、次のことを事業の目的及び運営方針にしている。

1・認知症状態にある高齢者が、家庭的な雰囲気の中で共同生活することにより、入居者の皆さまが自立した生活から生きることとの喜びを得られるよう支援いたします。

2・高齢による認知症状態にあっても、そのおひとりおひとりの人権を大切にした支援をいたします。

3・地域住民との熱い絆を大切にし、地域住民の参加をもとに運営をおこないます。

具体的には、夜の戸締り以外は鍵をかけず、徘徊《はいかい》防止センサー等は使用しなくて、モノに頼るのではなく、入居者が出て行きたくならない居心地のよい場にすることを、職員は工夫している。かつて育った環境に似た中で、入居者を中心に互いに家族のように生活し、好きだったことや外出などを、入居者と一緒に職員が計画している。外に出て歩くことで足腰を鍛え、日光を浴びて五感を刺激する。地域の書道教室に通ったり、学区の運動会や敬老会にも参加している。

こうしてスタートしたグループホーム「なも」は、県外からも見学する人がいて出入りが多く、南医療生協の医療がバックについているので入居者も職員も安心でき、何人ものボランティアが自主的に協力していることが特徴である。

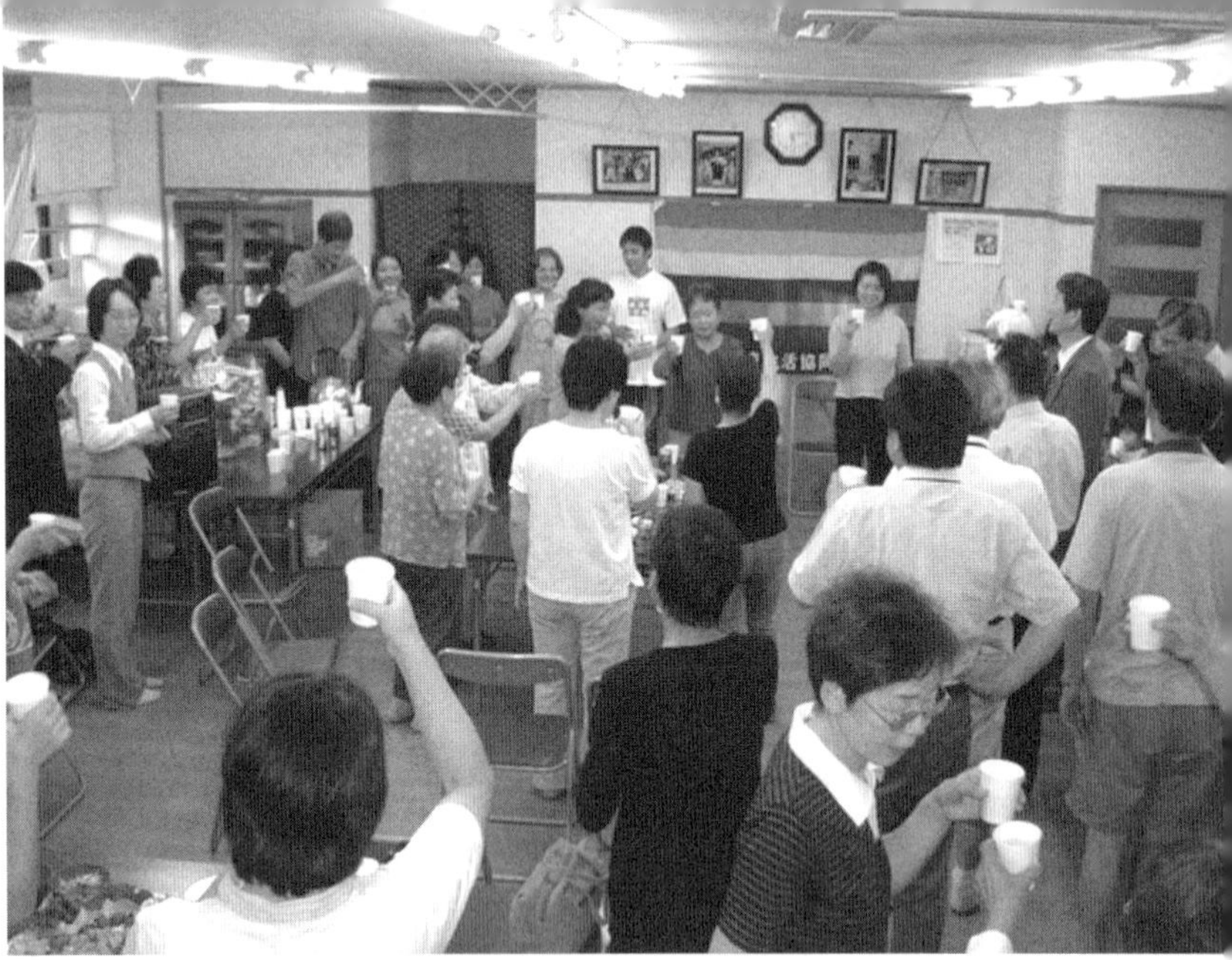

○グループホーム「なも」の開所式・星崎ブロック

そうしたボランティアとして大切にしているのは、利用者のプライバシーを守ろう、なもの介護宣言に賛同・援助していく、笑顔と時間の提供、やれる時間にやれることをする、日常生活の中でその時その場面を大切にすることである。このようにして地域の組合員との協同で立ち上げたグループホーム「なも」の方式は、同じ星崎の地域で2007年1月に、空家を探して開所した小規模多機能ホーム「もうやいこ」でも活かすことができた。

この独特の進め方は、日本居住福祉学会で高い評価を受け、2008年に下記の文面で南医療生協は表彰を受けた。

「グループホームなどに利用できる空家さがしをチャリンコ隊によってとりくみ、その過程で住民のネットワーク化、地域の福祉空間化に寄与されました。その活動の独自性を高く評価し、居住福祉資源認定証を贈ります」

ここの利用料金は、介護保険適応分の他に、家賃1500円、食事材料費1500円、水道光熱費350円、その他経費150円の計3500円が1日のプラス分である。例えば要介護1の方が30日利用すると、必要な費用は12万9930円となる。

このグループホーム「なも」で、何と介護度が改善されている。

介護度が改善

1919年（大正8年）生まれの水野静枝さんは、グループホーム「なも」近くの自宅で長年一人暮らしをしてきた。80歳になる頃から挙動がおかしくなり、「お金を盗られた！」となりふりかまわず騒ぎ、隣近所に駆け込んでは迷惑をかけていた。そのため近くの心配した人から南医療生協に相談があり、星崎診療所で診察すると認知症だとわかった。ヘルパーが介護することになったが、約束した日時に自宅を訪ねても不在のことが多く、やむなく自転車で探していると、所定の時間が終わってしまうことも度々あった。

また水野さんは思い込みが激しく、「ヘルパーさん、お金を返してください」との張り紙を玄関にしたり、さらには徘徊がひどくなり、遠くに出かけて自宅に戻ることができなくなって、警察に保護されることも多くなってきた。こうして介護度3の水野さんは、一人住まいの限界に近づきつつあった。

そうしたときである。グループホーム「なも」が開所となり、水野さんは一番目の入居者となった。髪はボサボサで服や靴下に穴はあいているし、いつも不安そうな顔をしていた。自宅や金のことが常に心配で、誰にも伝えることなく「なも」を出ては自宅に帰り、そんなとき職員は止めたりせずに後ろからついていった。畳の上には死んだゴキブリが転がっていたり、綿ぼこりが積もり、流しには汚れた皿が山のようになっているし、炊飯ジャーの中にはベチョベチョのご飯が入っていたこともある。それでも「なも」に入っていれば食事もきちんとできるし、いつも誰かが側にいて助けてくれる。水野さんは安心して暮らすことができるようになり、1カ月ほどで見違えるほど落ち着いていった。

一人暮らしをしていたときの水野さんは、心配事が多くて細かい針仕事をする心境ではなかった。それが「なも」に来て落ち着くと、裁縫をする余裕も出てきた。最初は職員に雑巾作りを頼まれて、水野さんは「そんなかったるいことを」とぼやきつつも、古いタオルを縫って作った。

「水野さん、上手ですね」

職員の声に水野さんは、針を使う自信を取り戻した。それからは職員のズボンのほころびを修繕したり、さらには浴衣を縫うまでになった。バザーなどで、水野さんの縫った作品が売れたこともやる気につながった。それに伴って、それまでの介護度3が2になり、ついには1にまで改善し、「なも」の職員やボランティアのみんなは驚いた。

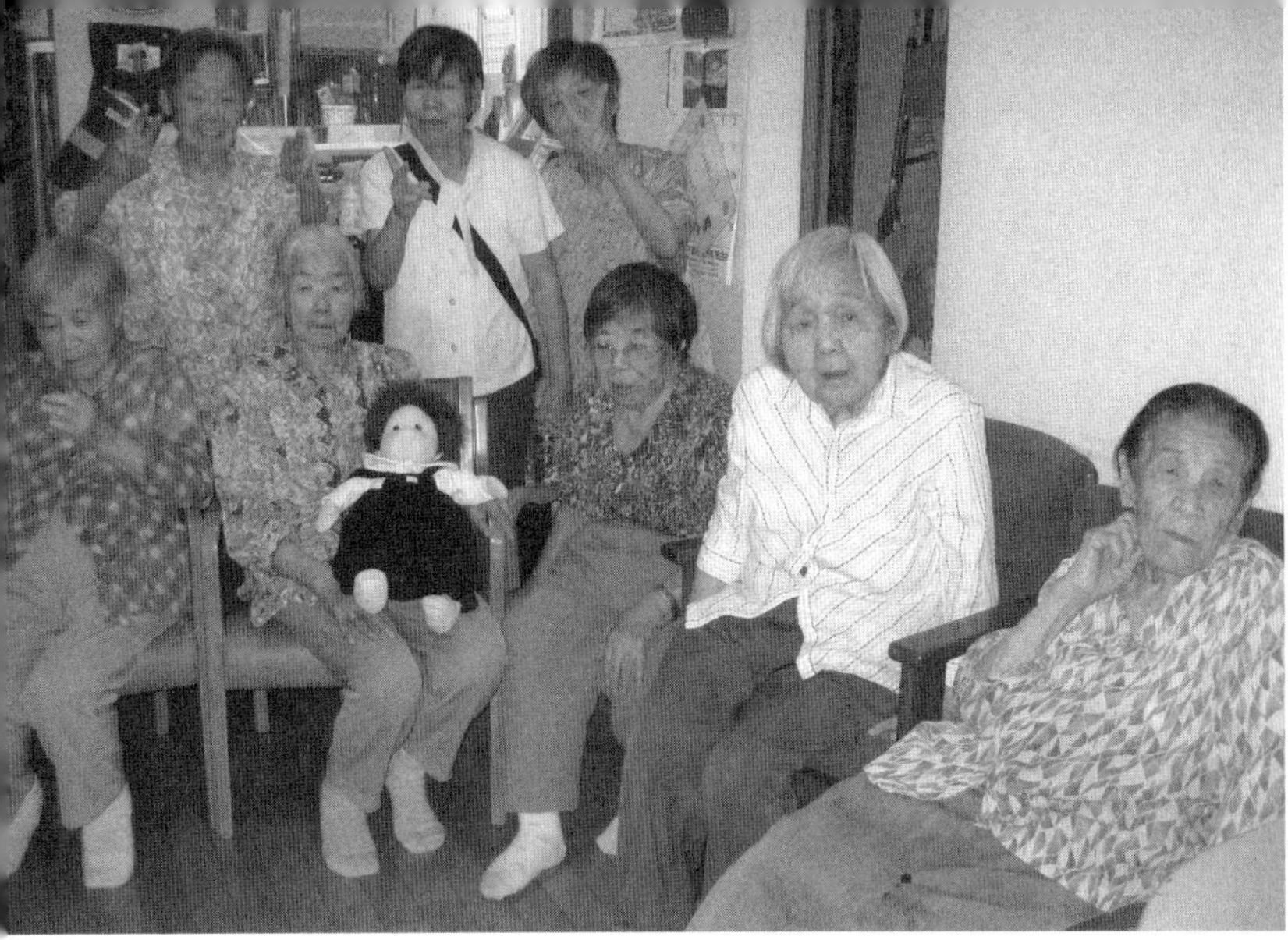

○グループホーム「なも」の皆さん。右端が水野静江さん

水野さんは他の利用者と一緒に「なも」で暮らし、食事や掃除もすれば近くを散歩や買い物をしたりと、毎日のように出かけるようになった。

ときにはみんなで1泊の楽しい旅をし、これまでに京都や高山や伊勢などに足を運んだ。そうした旅の記録を、南医療生協での発表会のため大きな模造紙に書いたときである。写真を貼ったりしたその中に、次は「ハワイへ行こう」と誰かが書き込み、それが「なも」の中で話題になった。いつしか飛行機に乗ったことのない水野さんが、ハワイではないが近くて便利な徳島へ行く旅が決まった。

初めての飛行機の旅

「さあ、水野さん。これから飛行機に乗って徳島へ行くよ。飛行機よ」

グループホーム「なも」の責任者である林清美さん（47歳）の声に、それまで不安そうに下を向いたままだった水野さんは、顔を上げると一気に笑みを浮かべて活き活きとなった。昨晩から用意してあったスーツに手早く着替え、サッと旅の準備を終えた。

２０１０年4月、その日の「なも」は、半年間も準備した水野さんの徳島旅行で朝早くから慌ただしかった。ホーム内では風邪が流行し、それまで元気だった水野さんは、出発する前日に37・6度の微熱を出した。朝になっても水野さんの熱は下がらず、往診している南医療生協かなめ病院の神田医師に判断をゆだねた。

「それくらいであれば、無理をしなければ大丈夫でしょう」と言ってくれたので、水野さんの徳島行きは決まった。

「なも」の職員2人と水野さんは、まだ新しい中部国際空港からプロペラ機で徳島に入った。熱気にあふれる阿波踊り会館では、編み笠をかぶった着物姿の女性と、手ぬぐいを頭に巻き団扇《うちわ》を手にした男性たちによる、速いテンポの二拍子の舞いを楽しんだ。三味線や鐘の音に合わせて水野さんは、初めてみんなと手拍子を盛んに打った。ロープウェイで標高２９０メートルの眉山《びざん》に登ると、徳島の市街地の向こうには新緑の山々や広がる瀬戸内海が輝いていた。

徳島市内のホテルで1泊し、翌日の便で名古屋に戻ってきた。記念にと飛行機へ搭乗する前にタラップの下で記念写真も撮ったし、機内ではスチュワーデスさんにも写真に入ってもらった。

グループホーム「なも」に無事に戻った水野さんは、その晩に何度も繰り返した。

「とうとう飛行機に乗っちゃったなあ〜。わし、今日はごきげんだなあ〜」

それでも徳島旅行から何日かたったある日、「本当はハワイへ行きたかったなあ〜」と水野さんが言っているのを、林さんは偶然聞いてしまった。

介護は、その人の受け入れ

職員は手を出して利用者の手助けをしてあげたくなるが、それでは入居者がますます自分から動くことが少なくなり、認知症も進む。そうではなくたとえ認知症であっても、入居者には調理や掃除などでできる事がいくつもある。その事を思い出してもらうためにも、職員はなるだけ手を出さないで、また行ったことのない場所へ一緒に出かけるなどして、もっと入居者の笑顔を増やすように工夫している。水野さんの針仕事や、徳島旅行の旅費を稼ぐためにカレーライスを売るなどのとりくみを見て、林さんは認知症を持っている人の可能性を再認識した。

ところで水野さんは、気が向かないとごまかすのが上手く、ほうきを持っていても掃除をしたふりを見せるだけのときもあれば、調理をしていても「わし、根気のいることはようやらん」と他の人に任せることもある。他の入居者を大声でどなったり、すでに自分の歯はなくなっていても、歯茎だけで普通の食事を美味しそうに食べてしまう。

そんな水野さんを見て林さんは、利用者の笑顔を取り戻すことが介護だと言う。

「介護とは、その人のすべてを受け入れることだと思います。水野さんは、ご自分のことを『まめだでなあ』とよく言います。それだけまめに動いて、まだまだ自分の力を発揮してやりたいことがあるわけです。ときには他人に迷惑をかけることがあっても、それは認知症という病気のためであり仕方のないことです。

安心できる生活環境を作ることができれば、たとえ認知症になっても、きっとどこかで素敵な笑顔を取り戻すことができます。そのお手伝いをすることが、介護士である私の喜びでもあるし、働きがいでもあります」

その人らしさをすべて認めて支える介護を、林さんたちは今後さらに強めていくことだろう。

おもしろい介護の仕事

かつて林さんは、長男夫婦による介護の大変さを見て、長男だけが親の面倒をみることに疑問を感じた。世間では当たり前かもしれないが、介護はしたい人がすればいいと考え、そんなこともあり自らの仕事は介護にしようと心に決めた。

2001年に南医療生協へ看護助手で入るとき、いずれは介護の仕事をしたいと意思表示をし、8カ月後には「かなめ病院」の介護職に異動となった。

それから林さんは、「かなめ病院」で6年働き、次にヘルパーステーション「いずみ」のケアマネージャーとして1年9カ月勤務し、その後で「なも」の責任者になっている。南医療生協における同じ介護の仕事だが、異動のたびに異なる学びがあると林さんは言う。

「最初の『かなめ病院』では、介護に必要な基本的な医療と介護技術を学ぶことができました。2番目の『いずみ』では、責任者として職員をまとめつつ、介護保険のことや居宅支援ですから見守る支援の大切さを勉強しました。そして『なも』では認知症について学び、一対一の介護やその人に何ができるのかを見極めてから介護する重要性を知りました。

利用者様が替われば暮らしの環境も変わりますので、対応が一人ひとり異なります。そのためどう介護すればよいのか自分で見つけなくてはならないし、それができる仕事って本当におもしろいですね」

水野さんとの徳島旅行を通して林さんは、元気に暮らすためにも目標を持つことの大切さを学んだ。たとえ認知症の人で目標を忘れてしまっても、周りから繰り返しその目標を言っていると、ふとした機会に思い出し、その目標に向かって動きだす。人間の無限ともいえる可能性に介護の仕事を通して触れ、林さんは働き甲斐をさらに高めている。

自分の知らない自分を知った

グループホーム「なも」を開設するため、チャリンコ隊で走るなどした一人が、常務理事の中村八重子さん（64歳）で、他にも「もうやいこ」の開設や星崎診療所の改築などに深く関わってきた。

組合員から「星崎診療所は嘘つきだ！」と言われたのは、中村さんが理事になってすぐの1993年のことであった。入り口をスロープにして自動ドアにするからといって、出資金を集めたのにいつまでたっても工事をしない。中村さんは民主商工会（民商）の知り合いに頼んで、自動ドアにする工事の準備をした。

ところが当時の専務から、「理事の縁故があるところからの工事や見積もりはできない」と断言された。そこで中村さんは、「組合員との約束を守らない生協なら、私は理事をすぐ辞めます」と、悔しいから泣きながら訴えた。すると専務から、「組合員から信頼される生協に変えるため、ぜひ力を貸してほしい」と言われたので、中村さんはそのまま理事を続けることにした。

高齢者の多い星崎で、組合員や地域の求める生協づくりを長年している中村さんのスタートであった。誰かにお願いして結果を待つのでなく、自分たちのできることは実践して創っていくことであり、そのために必要であれば生協を変えた。

2000年から一人ぼっちの地域の高齢者をなくそうと、食事会の「星崎なかまの家」が始まり、高齢者への支援をもっとしようと、2003年にはヘルパーステーション「ほしざき」がオープンした。さらにはグループホームの建物を自転車で探すチャリンコ隊を走らせ、2004年にはグループ「なも」を開設し、同じ方法で小規模多機能「もうやいこ」を2007年にスタートさせた。

近い将来に星崎は、65歳以上の高齢者が4割を占めると予想されている地域である。高齢者支援についての組合員の関心は高いし、それだけまた協力もしてくれた。そうした動きは、2008年に完成した3階建ての星崎診療所にも引き継いでいると、中村さんは楽しそうに説明してくれた。

「新しい星崎診療所を建てるときに、どんな診療所にしたいのか3年間も皆で夢を語りながら模造紙へ絵にしました。1階は行列のできる診療所で、3階建ての屋上にはプールや星の形の時計までありました。プールはできませんでしたが、いくつもの夢を形にすることができました。新しい診療所は、老いも若きも集うことのできる場所で、デイケアやヘルパーステーションや居宅介護事業所があり、また通路を利用した星崎ストリートの一角には、『星崎なかまの家』のたまり場を造り、1杯200円のコーヒーで誰でもくつろぐことのできる喫茶コーナーもできました。いくつもの集いの写真を廊下に掲示し、その中には家族に見せなかった笑顔もあったりして、ご遺族の方に喜んでもらったこともあります」

新しい星崎診療所は、2階と3階が「あんき」と名付けた介護老人保健施設で、リハビリや看護や介護が必要な方が、住み慣れた地域へ帰るために一定期間の療養をする。なお「あんき」とは、気軽に安心してという意味の名古屋弁で、「あんきに療養してほしい」という気持ちを込めている。

この施設を造るために5億円が必要で、その1割の5000万円を組合員の出資金で賄うことにし、それまでの実績からすれば桁違いの高額であったが、自分たちの地域にできることでもあり、いずれわが身と受け止めて中村さんたちはとりくんで実現させた。

小柄な中村さんが、ボランティアは他人のためだけでなく、やがては自分のためにもなると熱く語ってくれた。

「高齢者への支援は、他人のためと言いながらも、結局のところいずれ高齢者になるわが身に関わってくるので、自分が満足できる内容かどうかですね。今はボランティアをしていても、高齢になれば誰もが介護を受ける側にやがてなってしまいます。そう考えるととりくみにも熱が入るし、皆と一緒になって一つを実現させれば、また次に向かって動きたくなります。そうした中で、自分の知らない自分を知ることにもなって、ますます生協での運動が楽しくなっていきますね」

明るく笑う中村さんである。これからも仲間と一緒になって、まだまだ秘めている力をさらに発揮していくことだろう。

6　フィットネス・クラブｗｉｓｈ《ウイッシュ》

院内フィットネス

南生協病院の本部棟2階で、ロビーの吹き抜けに面して楕円形の大きなガラス窓のあるフィットネス・クラブｗｉｓｈは、マシントレーニングエリアとフィットネススタジオで構成される会員制施設である。

医療科学とスポーツ科学が結びつくと、こんな健康づくりができるとして、各自の目標に添ったメニューがあり、スポーツ科学に基づく効果的なトレーニングプログラムの提供・理学療法士など医療専門スタッフのサポート・疾病や障害のある方の相談対応・痛みや姿勢などの改善を強

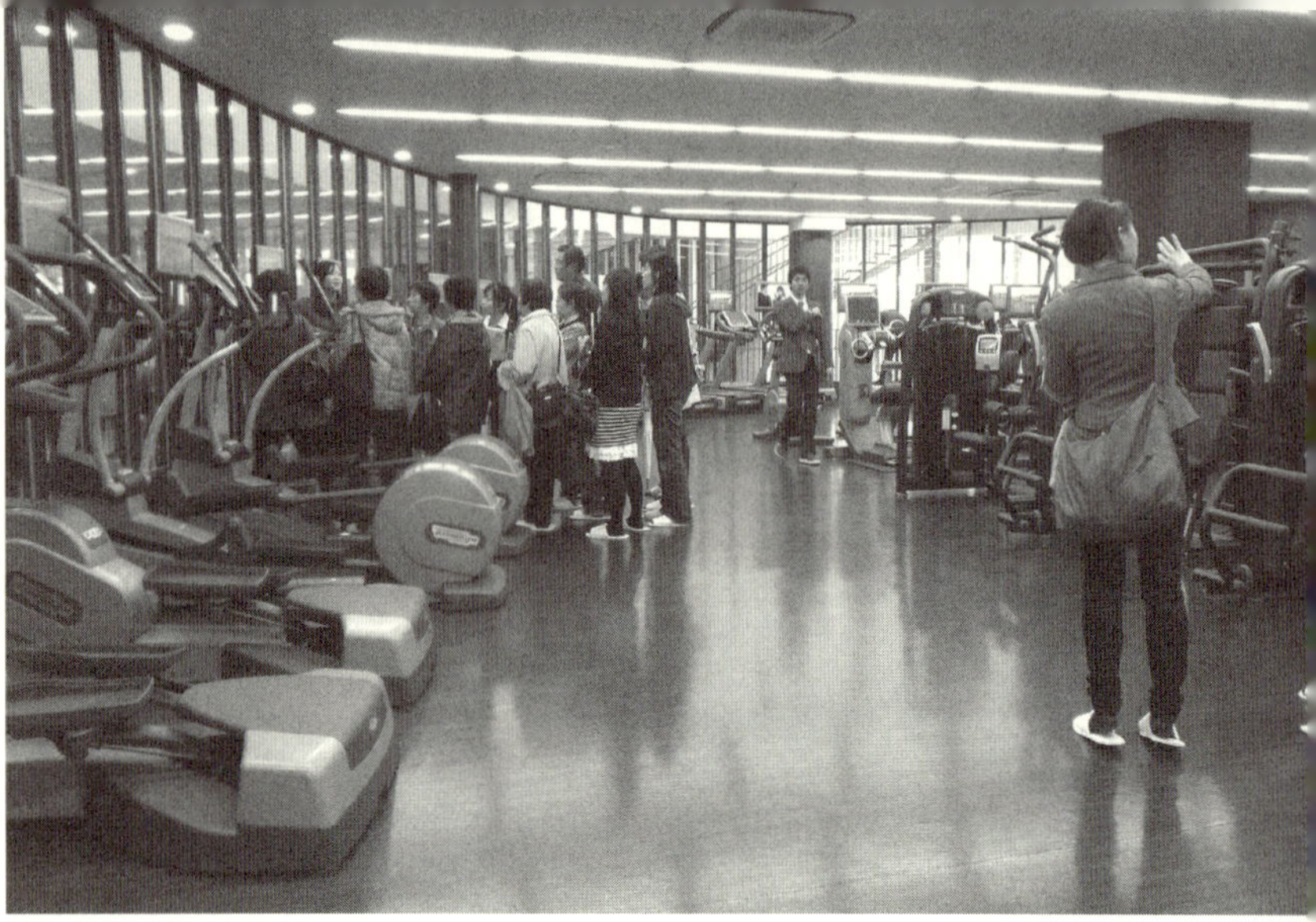

○フィットネス・クラブ wish のフロア

調している。

申込み時に入会の目的と、メディカルチェックシートへの記入や、簡単な健康状態の確認をし、各自の健康と目的を参考に、5種類のスタートプログラムから適切なものを案内する。

なお営業時間は下記である。

	営業時間	閉館時間
平日	10時〜22時	22時30分
日祝日	10時〜17時	17時30分

定休日　毎週木曜日

また利用料金は、入会初期費用で入会金は無料だが、ウェルネスシステム発行料等として3500円が必要となり、会費はいくつかのタイプによって、次のようになっている。

フルタイム会員（時間内いつでも）――月会費は組合員8000円（非組合員9000円）

デイタイム会員（10時〜17時）――月会費は組

合員7200円（非組合員8200円）
ナイトタイム会員（17時〜22時）――月会費は組合員6400円（非組合員7400円）
では病院の中にあるフィットネス・クラブｗｉｓｈは、具体的にどのように利用されているのだろうか。

左半身麻痺でもフィットネス

くも膜下出血で左半身麻痺になっている男性が、元気にフィットネスでトレーニングをしていると聞き私は驚いた。フィットネスと聞くと、カラフルなスポーツウエア姿の元気な人たちが、汗をかきながら全身を使って動いている姿をイメージする。どのようにして半身麻痺の方が、どんなトレーニングをしているのだろうか。その励んでいる姿を見たくて、フィットネス・クラブｗｉｓｈを訪ねた。

スポーツ刈りの重藤康夫さん（54歳）は、白いズボンにブルーの半そで姿で、首にはタオルを巻いていた。

まずは床のベルトが動くジョグを使い、ゆったりとしたスピードにセットして歩き、10分ほどウオーミングアップして体を温めた。次はチェストプレスを使い、軽い重量にセットして両腕と一緒に上半身を動かし、その後はレッグプレスの台に座り、両足を伸ばして体を後方へスライドさせ膝伸ばしの運動を繰り返した。マシンの最後はリクラインに乗って、自転車をこぐようにゆっくりとペダルを踏む。時間をかけてこうしたマシンで体を無理なく動かし、約2時間かけてその日のトレーニングを重藤さんは終えた。

健常者とまったく同じマシンを使っての運動である。ただ異なるのは、各マシンのスピードや負荷を調整し、重藤さんに合ったものにセットしていることである。その調整の仕方は、専門の担当者がていねいにサポートしている。

はじめて重藤さんがｗｉｓｈを訪ねたのは２０１０年3月のことで、南生協病院がオープンする1カ月前に開催となった内覧会のときであった。しかし、広いフロアに並んだ各種のマシンを見た重藤さんは、とても自分にはできる自信がなくて通う気持ちになれず、4月からｗｉｓｈがオープンしても登録をしなかった。それでも親身になって対応してくれる水谷ケアマネージャーや、住んでいる南医療生協の多世代共生住宅「わいわい長屋」のスタッフたちによる励ましもあり、その年の8月から重藤さんはｗｉｓｈに通うようになった。

「わいわい長屋」からは、まず「かなめ病院」まで電動車椅子で行き、そこからは南生協病院行きの巡回バスに乗り、片道に約1時間かかる。

ｗｉｓｈでのスタート時は、トレーナーと理学療法士がていねいに対応し、重藤さんに合ったトレーニング方法を提案してくれた。その内容は専用のウェルネスシステムに登録され、全会員に1本ずつ渡されているキーを各マシンにセットすると、画面にはその日の各自の体力に

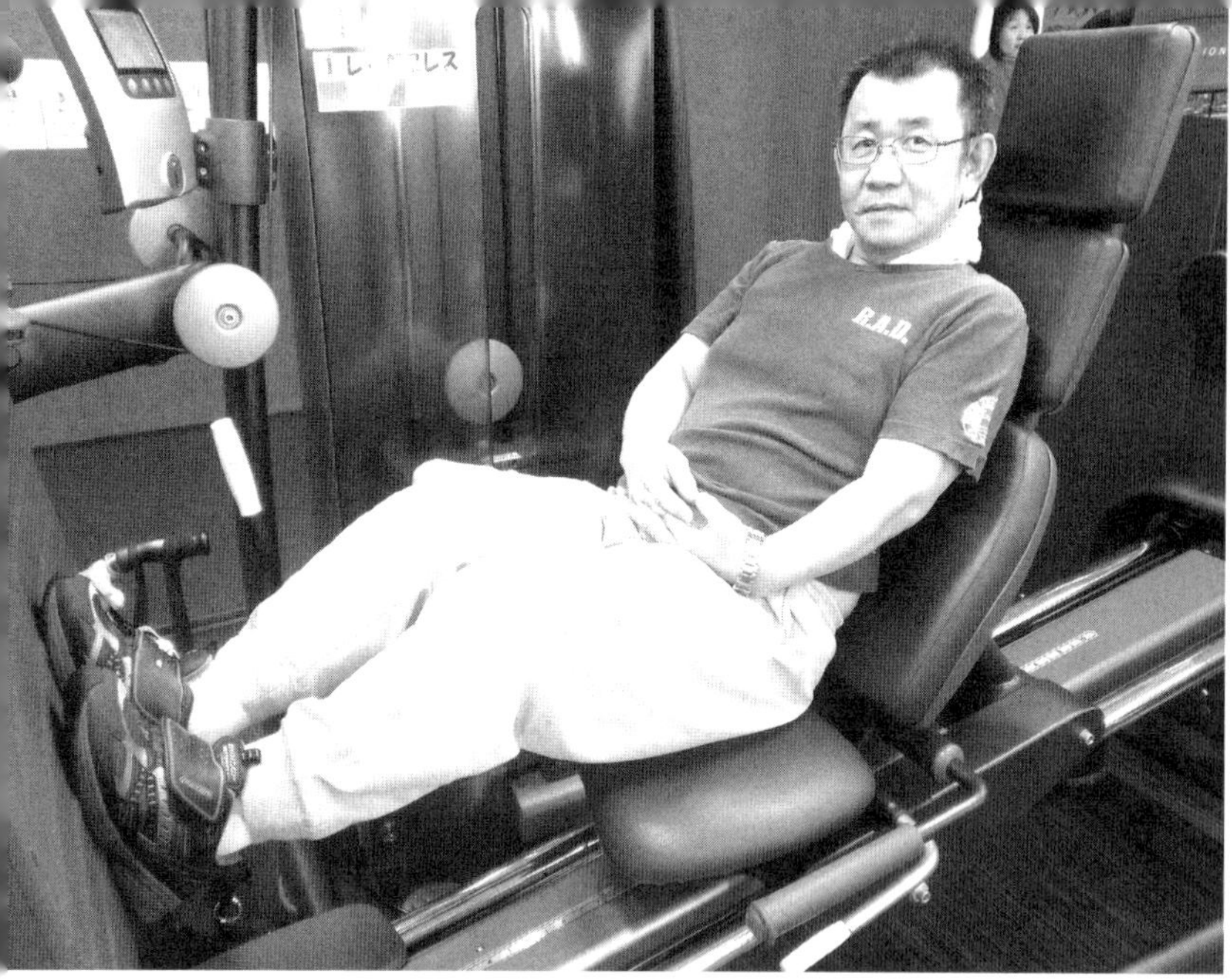

○ wish でトレーニング中の重藤康夫さん

合わせたトレーニングプログラムが自動的に表示され、例えば筋力用のマシンでは、負担と回数が案内されるので、確認しながら日々の運動をすることができる。こうしたトレーニングの記録は、その都度キーの内部に書き込まれ、チェックアウト時に全データをコンピューターに記録するし、さらには定期的にカウンセリングを受けることもできる。このためいつもデータを点検しつつ重藤さんは、どのようなプランにすればよいのか修正を加えているから安心である。

こうして重藤さんはｗｉｓｈにおけるトレーニングで、はじめの3カ月間は筋肉痛もあったがやがてとれて、当初は車椅子がないと移動は難しい体であったが、今は杖を使って早く歩くこともできるし、中腰になることも可能となった。

再び潜る重藤さんの夢

以前の重藤さんは、セスナやヘリコプターなどの整備の仕事をするかたわら、休みのときはどこかへ出かけて体を動かすことが大好きだった。とくに世界観がまるで変わる海のダイビングに夢中で、専門のスクールに通って潜る資格を取り、休暇のたびに各地へ仲間と出かけた。

2007年3月に沖縄の与那国島《よなぐに》で、30メートル潜ってハンマーヘッド・シャークや、海底に眠る古代遺跡を10名ほどのグループで見ていたときである。強い水圧による「くも膜下出血」で急に頭が痛くなり、インストラクターに知らせてやっと浮上した。与那国では治療ができず、石垣島の病院まで移されて2カ月間も入院した。一時は危篤状態になった重藤さんだが、どうにか一命を取り留めた。それでも左半身が麻痺して普通に歩くことができなくなり、また眼底出血もあって左目が見づらくなっていた。

独身の重藤さんは、自炊をしていた時期もあるが、調理が面倒になってからは外食ばかりになっていた。それもハンバーガーやフライドチキンなどのような、安価で手軽であるが高カロリーの食べ物が中心であり、そのため脳の血管に動脈瘤《りゅう》が発生し、それがダイビング中に突然破裂した。

認知症の母親が南医療生協のグループホーム「いりゃあせ」にいたこともあり、重藤さんは

「わいわい長屋」に入居する。2007年10月のことであった。

学生の頃はグライダーに乗っていた重藤さんは、社会人になっても時間があればいつも体を動かしていたので、自由に歩くことができなくなると、一気に落ち込んでしまった。何も楽しみがなく人生はもう終わったと感じて、病室の窓から身を投げてしまいたいと何度か思った。それでも水谷ケアマネージャーなどの励ましを受け、どうにか踏み留まった。

今は仕事を辞めて回復に専念し、訪問リハビリを週に2回受けて主にマッサージをしてもらい、デイケアでは週に1回「かなめ病院」で世話になり、筋肉を鍛えることや外歩きなどをしている。これにｗｉｓｈのトレーニングが週2回あり、少しずつ持久力もついてきている。

「外を散歩していると足が痛くなって嫌《いや》になるけど、ｗｉｓｈのウオーキングマシンは、次から次へと自分の足を出さなくてはいけないから、それがよいリハビリになるんだよね」

そう言って笑う重藤さんである。「かなめ病院」の職員と患者で組織している、沖縄音楽のグループ「めんそーれ」に重藤さんは参加し、テンポの速い三線《さんしん》や締め太鼓に合わせて平太鼓を叩《たた》いたりもしている。単なるリハビリでなく、いくつものイベントなどに出演し、大勢の観客の前で演じることもあり重藤さんも練習に熱が入る。

また「わいわい長屋」のホールで重藤さんが食事をするときは、できるだけ奥の席に座り、下膳するため歩く距離が少しでも長くなるように工夫している。

そうした重藤さんに夢を語ってもらった。

「杖を使わずに、一日も早く自分の足で自由に歩くことですよ。そうしてもう一度、沖縄の与那国島を訪ねて、あの蒼い海の底にまた潜りたいものですね」

普通であれば死に直面した場に、再び出かけることは避けようとすると思うのだが、重藤さんは違う。それだけ海の底には魅力的な世界が拡がっているのだろうし、あわせて重藤さんの行動したいと願う情熱が強いのだろう。

南生協病院とｗｉｓｈの両方で働いている理学療法士の西岡麻知子さんから、重藤さんのトレーニングについて話を聞いた。

「手足を動かすなどの機能回復に病院ではポイントを置きますが、保険の枠内での対応なので、時間や設備にどうしても限界があります。その点ｗｉｓｈは、生活の中で困っていることに対してアプローチできますので、その日の体調に合わせてお好きなだけトレーニングできます。

最初に重藤さんを見たときに、いずれ回復することがわかっていましたね。まだ眠って使っていない能力がありましたし、本人の強い意志が伝わってきました。ｗｉｓｈでは成りたい私をサポートしていますから、こう成りたいという意志のはっきりした重藤さんのような方にはピッタリですね。また海に潜りたいという本人の夢の実現に向け、今後も私はサポートさせてもらいます」

西岡さんは、温かくと同時に厳しく重藤さんの回復を見守っていた。

成りたい私を応援

フィットネス・クラブｗｉｓｈの広いフロアには、イタリアから取り寄せたマシンがずらりと並んでいる。大きくカーブした窓際には、歩行や走るためのジョグが10台並び、他にもジョグバイクなど有酸素運動のマシンを加えると23台もあり、ストレス解消からボディーシェイプに効果がある。中央に配置してあるウエイトマシンエリアには、14種類ものマシンで全身を細かく鍛えることができる。また壁際にはワイヤーを利用したトレーニングマシンがあり、体幹部の筋力とバランス感覚を高めて腰痛や肩こりにも効果がある。

また別のフロアでは、ヨガ・青竹エクササイズ・歌謡ダンス・エアロビクスなど、多彩なレッスンをしているスタジオもある。

これらのマネージャーである加藤真裕さん（31歳）に、ｗｉｓｈの目的などについてたずねた。加藤さんは中京大学で体育学を研究していたときに、新しい南生協病院の計画づくりに参加し、ｗｉｓｈの立ち上げには当初から深く関わっている。

「ｗｉｓｈでは、スポーツ科学と医療科学が結びついて、どんな健康づくりでも対応できるようにしています。そのため新しい会員の方には、トレーニングを通してどのような私に成りたいのかまず伺います。持続する体力づくりもあれば、たるんできた体を引き締めたい方もいます。

どんな相談にも乗りますので、体に関するわがままな願いも持ってきてもらいます」

ｗｉｓｈのチラシでは、運動と健診と医療の3つを南医療生協で完結できると強調し、「だけじゃない健康づくり」サイクルとして以下の4点を挙げている。

●マシンの品質だけじゃない。「スポーツ科学」を取り入れ確かな健康づくり
●確かなだけじゃない。「医学・病院」がサポートする安心の健康づくり
●安心だけじゃない。「コープ健診・ドックセンターとの連携」で安定した健康管理
●管理だけじゃない。南医療生協組合員と協同で地域でも「健康づくりサポート」

フィットネス・クラブに健診・ドックセンターと総合病院が互いに連携し、他にない健康づくりの場に南医療生協がなっている。例えば病院で医師が作成した電子カルテを、ｗｉｓｈでも見ることができるので、その人に合ったトレーニングを計画するのに効果的である。こうしたトレーニングを通して、改善した具体的な事例を加藤さんは説明してくれた。

「糖尿病で入院していたある女性は、有酸素運動を中心にしてとりくみ、約1カ月で5キロも体重を減らすことができました。脊髄《せきずい》を損傷して下半身が麻痺している男性は、車椅子でしか移動はできませんでしたが、最近ではほぼ補助がなくても、ご自身でトレーニングを楽しんでいらっしゃいます。また一般のフィットネスでは、受け入れることの難しい心疾患の方も来ていますよ。

適度な運動が健康に大切だと聞いても、バランスのよい食事と同じで、具体的にどうすればい

いのかわからない方が多いので、ｗｉｓｈでは私たちがその人に合ったトレーニングの方法をアドバイスしています。また運動をするだけでなく、おしゃべりを通して友達ができることも、健康づくりにとっては役立つので、そうした雰囲気づくりにもスタッフ全員で配慮していますよ」

医療と体育学が結びつくことで、ｗｉｓｈならではの以下のような多彩なプログラムが提示されている。

●ボディーメイク：スタイルアップで、目指せ姿勢美人
●シェイプアップ：効果的にカロリーを消化し、健康診断対策
●リハビリ：痛みの出にくい身体をつくる
●生涯現役いきいき：青春時代をもう一度で生涯現役
●筋力や体力づくり：バランスのとれた理想の筋肉をつくる

チラシには、ある女性利用者の声が掲載されている。

「変形性膝《ひざ》関節症と診断され、ｗｉｓｈに入会しました。３カ月くらい過ぎた頃から膝の痛みが少なくなり、何年もの通院回数もかなり減ってきました。また夫は、もともと肩の痛みがあり、寝返りをうつのも困難でしたが、ｗｉｓｈに通って痛みが和らいだみたいで、動きがスムーズになったのもうれしいです。ｗｉｓｈでお友達も増えました。今後も自分たちのペースで通い、より楽しい人生にしていきたいものです」

夫婦で楽しくｗｉｓｈを利用している様子がよくわかる。

7　ウォーク　歩いて地球一周を

歩くって素晴らしい

「私は定年3年目で気管支喘息となってしまい、星崎診療所に通っていました。しんどかったですよ。ある日のことです。畑で草を取っていたら、目の前が急に真っ暗になってしまいました。以前に患った網膜はく離のせいとかってに思い、そのままにしておきましたら、今度は3カ月たって同じ症状がまた出たのです。トイレから出たときに気を失って、目を覚ますと南生協病院のベッドの上に寝かされていました。

『ここはどこだかわかりますか?』とか、『お名前は?』と聞かれたことを覚えています。2週間治療して退院しましたが、左目に後遺症が残り、車の運転は無理だし歩くのにもフラフラして

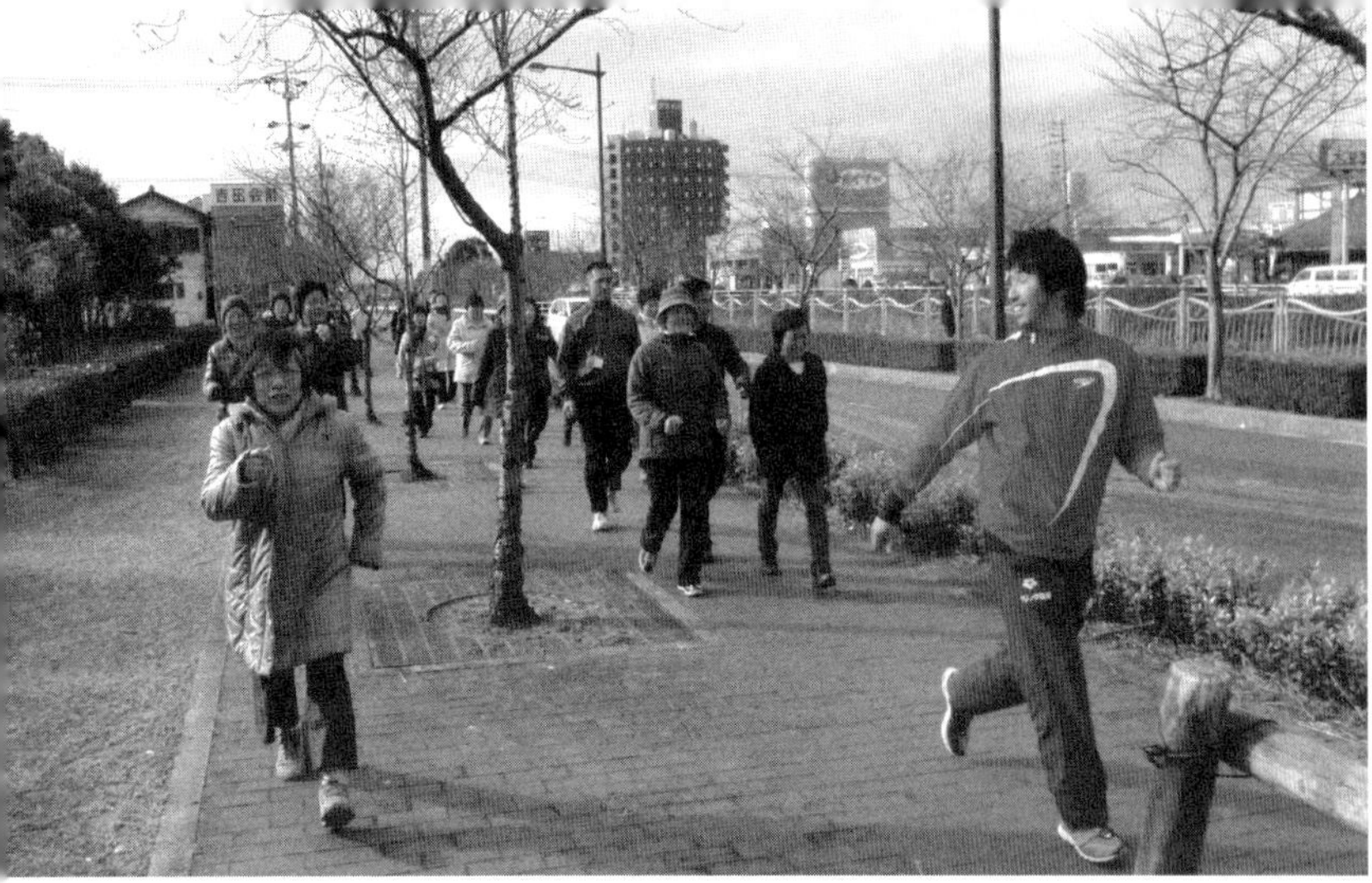

○健康づくりのウォーキング・半田南支部

いました。

こんな体でしたが、少しずつ歩くように練習しました。とくに仲間と一緒になって、楽しく歩くことができるようになり、今では1日に1万歩も平気になりました。歩くって素晴らしいですね」

2011年3月に南生協病院で開催となった、第22回健康づくりフェスティバルの会場である。いくつもの催しがある中で1階のホール近くでは、ウォーキングをテーマにしたイベントがあり、その冒頭に久納錦重《くのうかねしげ》さん（72歳）の体験談があった。いくつもの病気を抱えながらも、仲間と一緒に歩くことで健康を取り戻してきた様子を、自らの言葉で語ってくれたので説得力があった。

楽しいウォーキング

続いて星崎診療所と同じ建物内にある老健「あんき」の作業療法士である榊原清弘さんから、ウォーキングについてわかりやすい解説があった。

「ストレッチをしてからウォーキングをすると、何と全身の8割もの筋肉を使うんですよ。すごいですね。それで元気になることができるんですよ。歩くときは足の踵《かかと》から地面に着けると安全ですし、歩幅は普段より1センチ広くすると筋肉をよく使いますね」

集まった80名ほどに説明しつつ榊原さんは、実際に踵から着地する歩き方や歩幅を大きくとって歩いたりしていた。

またウォーキングの効用についても、詳しい解説があった。それによればウォーキングの目的の第1は、まず健康であることで、血液やホルモンなどの循環をよくして、心臓病・高血圧・糖尿病などの病気の予防に効果がある。またエネルギーの消費や体力増強に役立ち、さらには足に衝撃を与えることによって、骨が強くなって骨粗しょう症になりにくくなる。

第2は、認知症にならないことである。歩きながら一日に一句ひねることもできれば、昨日と異なる道を進むこともできる。地域の地図を作ることもできれば、旅行などの企画を考えることも可能だし、また後ろ向きに歩くことによって刺激を与えて認知症の予防にもつながる。

第3には、仲間と楽しく過ごすことである。ゆっくりとリラックスして歩きながら、おしゃべりを楽しむことができる。お洒落をしたり、好きな音楽を聴きながらもできる。またお金をあまりかけることなく、近くの森など自然の中を子どもたちと一緒に歩くこともできるし、また出会った人にあいさつして和やかな気持ちになることもある。

第4には、山登りや旅をするためである。目標や距離を決めて荷物を持つとか、坂道や階段もコースに入れるとより効果的である。

榊原さんは無理をしないウォーキングを強調していた。

「歩くときはアゴを引いて背筋を伸ばし、目線はやや遠くにおいて、景色を楽しむようにするといいですね。両手は軽く握り、肘を曲げてリズミカルに振りながら、一定の呼吸をしていきましょう。そうするとお腹やお尻も引き締まっていきますので、ヒップアップにもなりますよ。膝を伸ばして歩くと、後ろ姿が美しくなりますから、ぜひ無理をせずにやってみてください。

また万歩計を持って今日はどれくらい歩いたのかわかると、継続してやってみようという気持ちになりますのでいいですよ」

ウォーキングするときのいくつものポイントを教わり、参加者は自分の体を動かしてみたり、もしくはメモを取ったりしていた。

みんなで地球一周歩こう会

「地球の一周は約4万キロ。世界5大陸を通過すると約9万キロ。みんなでウォーキングして合計すれば、9万キロに近づくかも。

そんな壮大な健康計画を立てました。しかし、楽しくて、また助け合いがないと続きません。

そこんとこはバッチリです。星崎ブロックに集うみなさんと、ご一緒に歩きましょう」

2年目となった2010年の「みんなで地球一周歩こう会」の呼び掛け文である。その登録用紙には、2010年6月から1年間の会のルールも載せてあった。登録者には毎月の記録用紙を渡すので、各自が万歩計で測った歩数と距離を記入し、月末には合計したうえで世話役の運営委員に提出する。それをもとにしてベスト10人を星崎診療所に掲示し、さらには半年間や1年を通しての上位者は表彰するようにしている。ちなみに2010年の半年間のトップは、冒頭に紹介した久納さんであった。また楽しみつつ皆で歩くことができるように、年に4回は旅をする企画もある。

2009年に始めた1年目の旅は、茶臼《ちゃうす》山・京都・大江川・熊野古道に出かけ、2年目は霧が峰・車山高原、馬籠《まごめ》・妻籠《つまご》、奈良・若草山へ大型バスをしたてて足を運んだ。南医療生協の旅行会社である「みなみツーリスト」が窓口の企画で、毎回おにぎりの弁当付きで参加費は3980円という格安料金である。2011年5月に実施した奈良・若草山ウォーキングでは、約120名も集まってそれまでのバス2台を3台に増やして出かけ、若草山から奈良の市内を一望しつつ約6キロを2時間かけて全員が楽しく歩いた。

「みんなで地球一周歩こう会」の運営に、当初から関わっている中村八重子さんは、誰でもできるウォーキングの役割を強調していた。

「健康づくりのためには、よく『適当な運動』とか『バランスの良い食事』って言いますよ

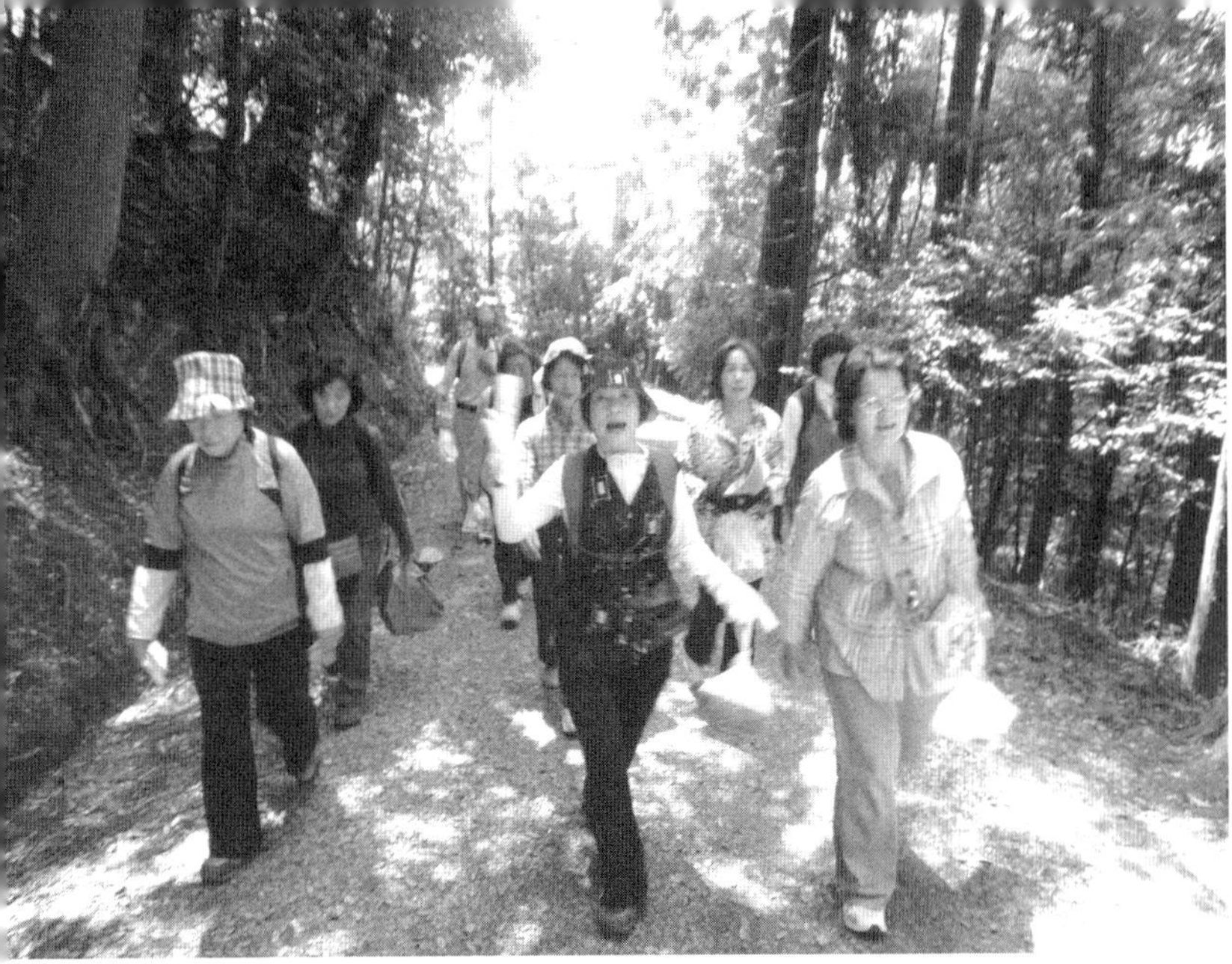

○奈良・若草山ウォーキング

ね。でも具体的にどうすることが適当なのか、私たちにはわかりません。本人は運動しているつもりでも充分でないことが多かったりしますが、万歩計を下げて歩いた回数や距離がわかると具体的に判断することができるし、また続けてやっていこうという気持ちにもなりますよね」

高齢者であっても継続して歩くことによって、健康な身体になることができるので、一人でも多くの人が参加しやすい場づくりを中村さんたちは工夫している。

さらに中村さんは、楽しく継続して歩くことを話していた。

「一人でウォーキングしていると、どうしても続けることが難しくなります。やはり仲間と一緒に皆で楽しく歩くことが、長続きするためには大切なことですね。そこでイベントには、必ずお楽しみを付けるようにしています。今年の新春ウォーキングもそうでした。私たちの地域を再発見しようと呼び掛けて、60名ほどで街の史跡めぐりをしました。その時は皆と歩いた後で、豚汁や『みたらし団子』を一緒に食べて楽しみましたよ」

1月の日曜日の朝9時に星崎診療所をスタートした新春ウォーキングは、午前中を使って地域の神社や寺や城跡など12カ所を廻った。中には有名な大松や永井荷風の追慕碑もあるが、いつも見慣れていてもその歴史を知らない地元の人は多い。中村さんの詳しい解説を、参加者は興味深く聞いていた。

世界一周の旅は、日本を出発してアジアを中東まで横切り、アフリカを一周してからヨーロッパに渡り、ロシアを回った後でまたヨーロッパに戻ってから北アメリカに渡る。次に南北のアメリカを通ってから、太平洋の島々を順番に飛び日本へ戻るので、全長は12万3924キロにもなった。1年目は残念ながら達成できなかったが、参加者の増えた2年目の今年は6月に達成でき、バーベキューを囲んで約50名で祝った。

3年目となる2011年の世界一周の旅では、企画や記録も組合員がし、これまではしたくてもできなかった楽しみ方で、例えばインドに到着したらカレーを食べ、ブラジルに着いたらコーヒーを飲むなどして、各国の郷土料理や文化などに親しむ工夫を考えている。皆でもっと楽しく歩きたいと願う中村さんたちは、ますますアイデアに工夫をこらしている。

8　指圧で仲間増やし

指圧班会の感謝状

「あなたは多年にわたり南医療生協の指圧班会で実技指導に尽力され、組合員の模範として保健予防活動の発展に多大な貢献をされました。長年の活躍に感謝するとともに、第28回通常総代会にあたりここに感謝状を贈ります。

1993年5月30日　南医療生活協同組合理事長　福田穣二」

東海市立勤労センターの大ホールで、南医療生協の第28回総代会が開催されていた。代議員やオブザーバーなど総勢320名もの人たちが見守る中で、壇上ではマイクの前で福田理事長が賞状を力強く読みあげた。明るいグレーのスーツを着て、理事長の前に立っている小柄な宇佐見芳《うさみよし》三《ぞう》さんは、1913年（大正2年）生まれでちょうど80歳になっていた。それでも背中をピンと伸ばし、額は広がっているが髪はかなり黒い。どう見ても80歳の高齢者の風貌ではない。理事長が賞状と記念の置時計の入った箱を宇佐見さんに手渡すと、大きな拍手が沸き起こり、しばらく会場内に鳴り響いた。

南医療生協の病院めざし

宇佐見さんが指圧の免許を取ったのは、1974年のことであった。長年働いていた会社を定年で辞め、それから2年間は指圧専門の学校に通い知識と技術を修得した。その後で自宅の一室にベッドを置いて指圧師として働いた。

少しずつ宇佐見さんの評判が広がり、遠くからも指圧にやってくる人が増えていった。1976年のある日のことである。南医療生協の職員がやって来て、班会でぜひとも指圧を教えてほしいとの依頼があり、宇佐見さんは了解して約束の日に出かけた。楽しく1時間ほどの講習を無事に終えた宇佐見さんは、職員が謝礼の封筒を差し出したとき、「生協の出資金に使ってください」と伝えて断った。指圧班会が評判になって各地へと広がり、宇佐見さんのボランティア活動が続いていった。

その頃南医療生協では、「みなみ診療所」を開設していたが、建物は古く手狭であったこともあり、新しい病院造りが大きな課題となっていた。「みなみ診療所」は、木造2階建ての小さな建物で、他に星崎診療所もあったが、ぜひとも広い建物で設備も充実させたかった。診察だけでなく入院もできる病院造りは、地域医療を目指す南医療生協にとって急務となっていた。

１９７３年には病院建設ニュースが発行となり、その第1号に組合員の望む病院として以下の項目が記載された。

親切で病人の身になってくれる
病人を差別せず金品を受け取らない
よい食事など快い療養生活ができる
正確で科学的な診断や治療ができる
病人によく説明し、救急医療やリハビリの充実をめざす

「みなみ診療所」のある同じ名南地域で、戦前の１９４０年から木造平屋に暮らしている宇佐見さんは、大きな病院ができることに大賛成であった。こうして指圧班会をおこないつつ、集まった人たちに病院建設を訴えるとりくみが広がっていった。

広がる指圧班会

宇佐見さんの活躍は続く。約束した日時には、南医療生協から迎えの職員がやってきて会場ま

で案内してくれた。遠い場所だと車を使い、片道で1時間をこえることもあった。10名前後の班会が大半であったが、ときには参加者が数十名から百名ほどの集いもある。それが週に2～3回はあった。

「それでは宇佐見先生に、これからみんなで指圧を教えてもらいます。ツボを押すことによって、体の中にある力を高めて健康になることができます。南医療生協が大事にしている予防医学にも当てはまりますので、ぜひみんなで学びましょう。では宇佐見先生、よろしくお願いします」

司会者から宇佐見さんは、二度も「先生」と紹介されて恐縮していたが、他方で誇らしくもあった。白衣姿でみんなの前に立ち、大きな声を出した。

「こんにちは、宇佐見といいます。よろしく頼むよ。これからみなさんにもやってもらう指圧とはだな、手の指を使って体のある部分に圧を加え、体調を整えるための治療法で、いくつかの特徴があるなあ。

第1に、診断と同時に治療することで、手をツボに当てて診断し、異常があればそこを押して刺激を与えて治療するなあ。第2に予防医学で、先ほど司会者も言ったように、体の中の免疫力を高めて病気になりにくい体にすることだなあ。第3に、手当てで二人の間にエネルギーを交流させて人間関係を密にするし、そして第4には器具やお金もいらなくて、他人のお役にすぐ立つことができることだなあ」

人の体には皆が知らない働きがいくつもあると説明して、宇佐見さんはまず両手を高く上げ、白い手の平を見てもらった。それを急に下げると、手の平はすぐに赤くなり、その変化に集まった人たちは「ほー」と驚いていた。

指圧の講習は、まず宇佐見さんが参加者の中から適当な人を指名し、前に出てきてもらってお手本の実技をして見せる。それを参加者は真似て、ペアになった相手に同じことを繰り返した。

それから約30分は、宇佐見さんによる指圧の講習が続いた。宇佐見さんが座った相手の後ろに立って、頭の頂点や両肩の筋肉を親指で押すと、参加した人たちも同じように手を動かした。うつ伏せになった人の横で、背骨に沿って両方の親指で宇佐見さんが押すと、他の人もそれを見習った。指を一本ずつ引っ張ってから揉《も》み、腕やふくらはぎのツボを押し、また足の裏も指圧した。

「はい、これで一通りの指圧は終わりだなあ。今日のあんたはデブちゃんだで、力がいったなあ。皆さん、だいぶ血行が良くなって、すっかり美人になってきたよ。ぜひお家で、お父ちゃんにもやってやらんといかんでね。お父ちゃんが覚えたら、今度はお母ちゃんにしてもらうことだなあ。ところで指圧するときはだな、直接体へ指を当てた方がええから、服はお互いに着てない方がええなあ。夫婦円満になることは間違いなし。もっともそのときは、子どもに見えない所でやらんといかんでな。気を付けてな、アハハハ」

参加者の間では、何回目かの大きな笑いが起こった。微笑んでいる宇佐見さんの額には、うっすらと汗がにじんでいた。指圧の後では、必ず職員から病院造りのための訴えがあり、南医療生協への加入や出資金の増資への呼び掛けがあった。

当時の南医療生協が出した手書きのニュースに、指圧の免許を取って班会で協力してくれた宇佐見さんの娘さんの話が次のように載っている。

「指圧班会に行く前に父は、床屋さんへ行ったりクリームを付けたりして、身だしなみに気を使っているんですよ。班会に一緒に行っても、父の巧みな話術は真似ができませんね」

なお指圧班会に協力してくれたのは、宇佐見さんの娘さんの他にも指圧の免許を取ったお弟子さんの女性もいた。

また1984年4月号の「健康の友」には、日頃から肩こりや頭痛や腰痛で困っていた組合員4名と、未加入者2名が集まって指圧を学んだとの記事がある。参加者には、「簡単で覚えやすい」とか「家の人にすぐ試してみようかな」と好評で、今後も指圧をするために班を立ち上げて班長も選出している。

こうして南医療生協のすべての地域で指圧班会が実施され、新たな仲間も増やして病院造りをはじめとする運動の後押しをした。

98歳で独居の宇佐見さん

宇佐見さんのお宅は、南医療生協かなめ病院から徒歩で5分ほどの静かな住宅地にあり、奥に細長く2部屋と居間が続いている。

宇佐見さんはすでに98歳となり、奥さんが病気で亡くなってから、4人の子どもたちを社会に出した後はずっと一人で生活している。耳は遠くなって話を聞き取りにくくなっているが、近くで大きな声を出せば補聴器なしで会話はできる。また足腰は元気で、天気の良い日は近くの三吉公園を散歩するし、3日に1回は近くの食品スーパーへ自転車を使って買い物に出かけている。

訪ねたのは1月の寒い日の夕方で、居間にある小さなちゃぶ台の前で、電気ストーブに当たりつつ話を聞いた。まずは宇佐見さんの健康法である。

「お父《と》さんはよう、よく眠るよ。夜は10時過ぎに寝て、朝は10時ころに起きてよ。起きるとまずは牛乳1ビンを温めて飲んで、その後へぬるま湯を入れて飲むよ。毎日こうすると、便がそれはよく出るなあ。12時から1時には昼食で、ご飯を軽く1杯と何品かのおかずや果物だな。夕食は7時からで、昼の残り物を食べているよ」

入れ歯の関係で堅い物は食べることができず、最近は軟らかく調理した何種類ものレトルト食品を利用している。快食、快便、快眠と三拍子が揃い、これが宇佐見さんの健康につながっているようだ。

戦前からの話をいくつか聞かせてもらった。職場のことや家族のことなどいろいろとあったが、やはり伊勢湾台風のときのことが宇佐見さんにとっても忘れられない。

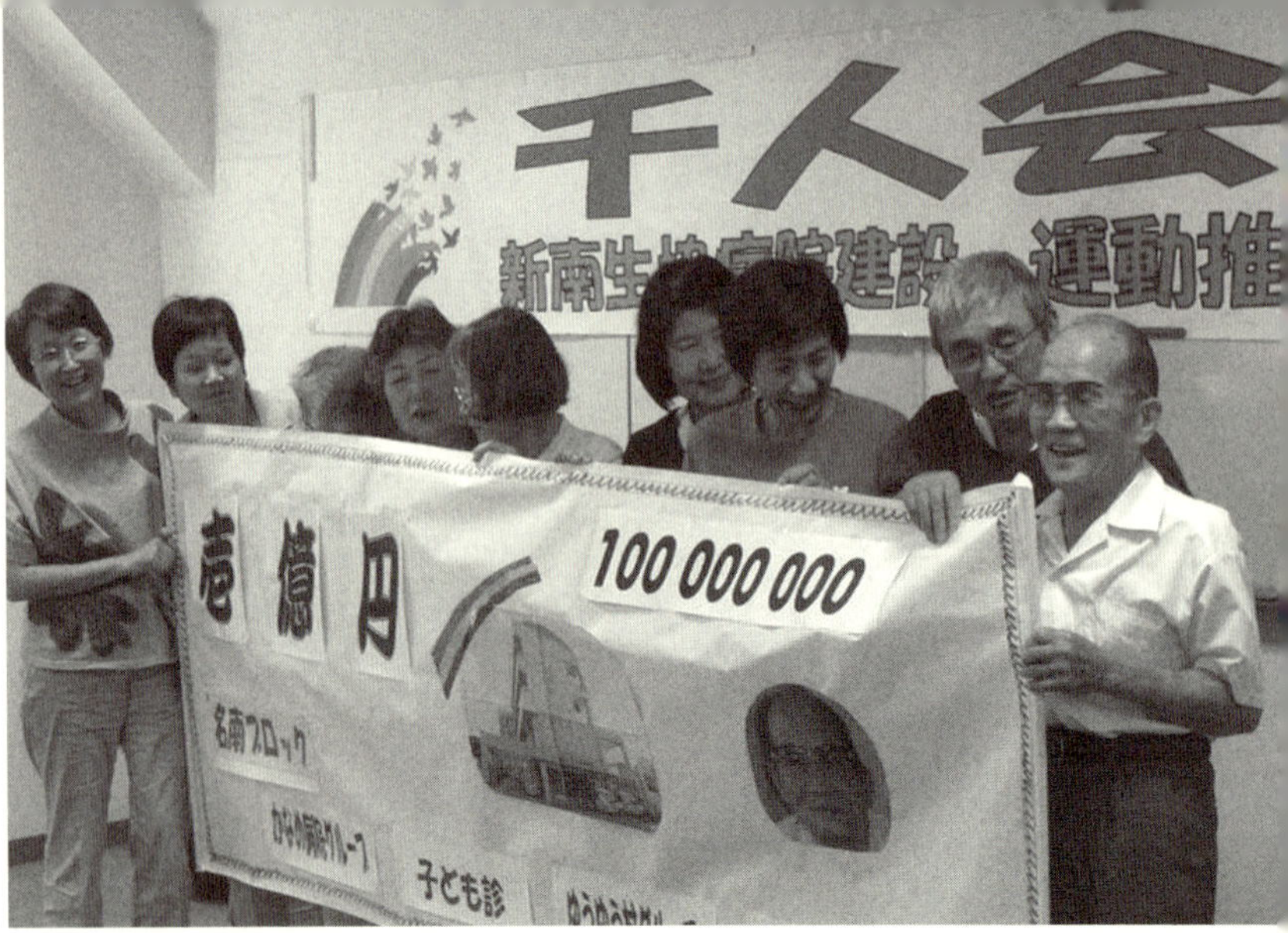

○第 24 回千人会議の「1 億円札」。右端が宇佐見芳三さん

「急に家へ水が入ってきて、玄関から外に出ることができなくなってよ。慌ててこの押入れに入ってから天井の板をはずし、そこから瓦の屋根に穴をあけて外に出たよ。家内と子どもを上げて、屋根の上に座っていたよ。前の道路には軒下まで泥水がいっぱい来ているし、大きな材木が何本も流されていてよ。怖かったなあ。でも家族はみんなが無事だったから、それが一番良かったよ」

１９５９年（昭和34年）９月26日に紀伊半島へ上陸した台風15号は、極めて勢力の強いままで北陸方面に北上した。そのため台風の東側に位置する愛知県には、かつてない暴風雨をもたらし、かつ高潮と重なったこともあって水害が多発した。犠牲になった５０９８人のうち、愛知県だけで３３５１人にもなったし、全壊家屋３万６１３５棟、半壊家屋11万３０５２棟、流出家屋４７０３

棟、床上浸水15万7858棟の被害の多くが愛知県であった。宇佐見さんの家も床上浸水したうちの1棟であり、部屋の土壁はすべてはがれて後に全面的な修繕をしている。

こうした大きな被害を受けたが、同じ場所で少しずつ復旧していったことも、宇佐見さんの地域への愛着をさらに強くした。

また宇佐見さんと、南医療生協になくてはならない室生昇医師との出会いもこのときである。台風に襲われてから40日の間というもの、宇佐見さんは家の中に入ってきた泥や壊れた家具の撤去もあれば、壁の修繕などで忙しかった。そのときに怪我をし、近くの高田屋菓子店にできていた救護班を訪ね、そこで働いていた室生さんから、親切で心暖まる診察をしてもらい感激した。その後で救護班は、宇佐見さんの家により近い三吉公園の北側に移ってきた。そのため室生さんの献身的な活躍ぶりを、宇佐見さんは引き続き身近に見ることができ、ますます尊敬の念を高めていった。

宇佐見さんの両手を見せてもらうと、両方の甲には血管が浮き上がりシワも多いが、つやが良くてとても98歳の手には見えない。しかし、どちらの親指も間接から外側に大きくゆがんでいる。

「若い頃は、こんなに曲がってなくて、普通にまっすぐだったよ。30年近くも指圧で親指に力を入れてきたから、いつのまにかおかしくなってしまったなあ。

それでも父さんはよ。たくさんの人に指圧をさせてもらって、ずっと指や腕の力は強いままだし、病気もせんし毎日が楽しみだでな。相手の人から元気をもらうことができたから、それはありがたいと思っているよ」

相手のために指圧をしてあげるのではなく、自らの健康のためにも指圧をさせてもらっているという考えは、まさに協同組合が大切にする互助そのものである。

以前は名物支部長としてがんばり、「健康の友」を80部も配っていたときもある宇佐見さんである。さすがに当時のような役割を果たすことは難しくなっているが、宇佐見さんは今も南医療生協名南ブロックの運営委員に名前を連ねている。おそらく係になっている組合員では、全国でも最高齢に属する一人だろう。食事を兼ねた月一回の班会には、ネクタイを締めて参加し、自分で買ってきたキャンディなどを配ったりする優しい人でもある。

9　外国人の無料健康診断

「みなさんが、まるで神様のようでした」

「ありがとうございました。お医者さん、ナースさん、みなさんが、まるで神様のようでした」

無料の健康診断を受けたある外国の方は、しっかりと胸の前で両手を合わせて感想を述べていた。他の受診者からも、以下のようにいろいろな意見があった。

「会社の健診は、まるで流れ作業のように忙しく、不安があっても相談することがまったくできません」

「病院に心配でかかっても私の言葉は相手に通じないが、今回はスペインの母国語の通訳も付き、時間を気にせずしっかり相談できてすごく良かった」

「今回は、日頃の不安なことについて、医師や看護師さんにじっくりと相談することができました」

「リハビリの職員さんが、肉体労働がきつくて腰や膝の痛みに苦しんでいる私たち外国人に、重たい荷物を持つときの姿勢で気を付ける点や、リハビリの仕方について実技を含めて教えていただき、とても感謝しています」

「健診だけでなく、母国語で表示したパンフレットや食器を、自由に持って帰ってくださいと言ってくれたし、さらに歯ブラシまでプレゼントしてもらい感激しました。皆様に神様のお恵みがありますように。ありがとうございました」

中には健康保険に加入していない方もいて、医療や健康に関わって外国人の抱える問題の深刻さがうかがえた。

２００８年の８月から９月にかけて瀬戸市の菱野団地内にある集会場で、外国人向けの無料健康診断が実施となった。健康のチェック項目は、身長、体重、肥満度（ＢＭＩ）、体脂肪、腹囲、血圧、尿、尿塩分、貧血の９項目であり、この他に医師による健康相談も受け付けていた。３日間におよぶ健康診断で、ブラジル、中国、韓国、ペルー、フィリピンなど９カ国の合計51名がチェックを受けた。その内18名に異常が見つかり、後日に南生協病院を13名が訪ね、詳しい検査や診断を受けることができた。

なお以下は、今回の外国人健診に関わった皆さんの感想である。

外国の方からは、「来年も実施してほしい」や「来年は友達も誘ってきたい」とあり、自治会からは、「秋のお祭りの案内を外国の方たちにもしたいので、そのチラシの翻訳をお願いしたい」とのことであった。南医療生協の職員からは、「外国の方たちも、悩みは同じだとわかった」や、「生活習慣が違っても、相談時には生活背景がわかるほうがいいので、次回は改善をしたら」とか、「睡眠時間が4時間などとあって、大変な生活をしていることがわかったので、リハビリの指導はとても良かった」などとあった。

また今回のとりくみの中心的な存在であるNPOエム・トゥ・エムのスタッフからは、「瀬戸にも南医療生協の事業所ができるといいね」との声もあった。

外国人健診の企画

今回の外国人健診を企画した中心的な団体は、NPOエム・トゥ・エムである。公益信託「愛・地球博開催地域社会貢献活動基金」（通称　モリコロ基金）における、平成20年（2008年）度の助成事業の一つであった。国際協力の活動分野で、瀬戸で暮らす外国人との交流をテーマとし、「外国人の健康チェック、相談事業」が事業名である。この企画は、モリコロ基金の助成を決める審査会において、30点満点中で24・7の最高点を得て決まった。

企画の概要について、NPOエム・トゥ・エムでは以下のように説明している。

「13万人の暮らす瀬戸市内には、45カ国から来た約4000人もの外国人の方たちがいます。韓国・朝鮮籍の方が一番多く、その後はブラジル、中国と続いています。街の中、商店街、学校周辺でもさまざまな問題が起こりつつあります。言葉や生活習慣の違いなどからも、それはやむを得ず起こってしまっているといえます。まずは知り合ってわかり合うことで、交われば同じ人間同士が、きっと楽しくいい関係になれるはずです。

そんなことから私たちは、民min村を立ち上げました。その中で外国人の方たちが、一番困っていることが医療のことだと知りました。そしてモリコロ基金に申請を行い、平成20年度事業を実現できることになりました。なお名古屋の南医療生活協同組合の協力をいただいています」

NPOエム・トゥ・エムの代表である服部悦子さん（52歳）から、外国人の健診を企画した背景などについて説明してもらった。

「2005年に愛と地球をテーマにした愛知万博があったとき、瀬戸市の中には回数券を買って何回もお祭りに出かける人たちもいました。私は、大きな一過性のイベントだけの国際交流は何かおかしいと感じていました。また拠点となっている『窯のひろば』の建設工事中で毎日作業で忙しかったこともあり、半年間の開催期間中は3時間会場に入っただけでした。

万博が終わり、地元の市民からは淋しいという声が聞こえていました。それならば足元の国際交流をしようと調べてみると、瀬戸市だけで約４０００人もの外国人の方が住んでいることがわかりました」

他にも地元のホテルの支配人や神社の宮司さんたちが、地域興しのためにも地域での国際交流をしようとなった。

そこで近くの南山大学に留学している外国人に呼び掛けて、「瀬戸民ｍｉｎ祭り」を２００６年９月に近くの深川神社で企画し、各国からの出し物も披露してもらった。それ以降も月に１回は何かをしようと、例えば憲法の学習会をしたりしたが、参加する人が同じ顔ぶれになり拡がりはあまりなかった。

そんなとき、浜松にあるブラジル人協会で健康診断をしたところ、たくさんの外国人が集まったことを服部さんたちは知り、瀬戸でもそうではないかと健康診断の必要性についてのアンケートをとった。

ところがアンケートに答えるのでなく、自分の手や腹を見せて相談する外国の方が何人もいてメンバーは驚いた。そこまで外国人にとって医療や健康は心配事で、日本人が想像する以上に切羽詰まった問題になっていた。

でもＮＰＯエム・トゥ・エムは医療についてまったくの素人で、どうすればいいのかわからなくて、地域にあるいくつかの医療機関に相談もしたが、解決する糸口は何もなかった。そうしたときである。名古屋勤労者市民生協（めいきん生協・現コープあいち）のとある集会で、服部さんは南医療生協の人たちと出会い、街づくりにかけるお互いの熱い思いに共通点のあることを知った。それがきっかけとなり、後日NPOエム・トゥ・エムが運営する「窯のひろば」を、南医療生協のメンバーたちが訪問した。そのとき、南医療生協から来た伊藤進常務理事たちが服部さんに言った。

「私たち南医療生協で協力できることがあれば、何でもしますよ」

その話を聞いた服部さんは、すぐに外国人の健康診断に南医療生協から協力を得ようと考えた。それにしても実施するとなるとかなりの経費がかかるので、それはモリコロ基金をあてにした。助成申請の締め切りまですでに1カ月を切っていたが、服部さんはダメで元々と急いで南医療生協や団地自治会の方たちと準備した。

作成した計画書に沿って助成の審査会のプレゼンテーションは、服部さんと南医療生協職員で同席して臨み、事業の必要性に共感していただき採用となった。

こうして3回実施した無料の健康診断に、NPOエム・トゥ・エムのスタッフや、多くの通訳がボランティアで関わったし、また南医療生協からは医師・看護師・リハビリ師・組合員・職員が延べ60名も協力して成功させた。

2年目の健康診断

服部さんの話は続く。

「2009年もありがたいことに、前年に続いてモリコロ基金の助成を受けることができました。今回も準備をきちんとしようと、南医療生協の方たちと私たちエム・トゥ・エムのスタッフを中心に呼び掛け、賛同してくれた通訳などの方々と実行委員会を6月に立ち上げて、5回のプロジェクト会議をして9月の健康診断の準備をしました。

今回のこだわりは、なぜ外国人の方が医療で不安を感じる状況におかれているのか、本質的な問題にしっかりと目を向けて学習し、健康チェックの枠にとどまらず、生活や仕事の状況をつかむことが重要と考えました。そこで問診表に生活と労働の視点を盛り込み、お互いに必要な情報の共有化を大切にしました。また地域の人たちが、自分でできるとりくみへと広げていくことも追求したものです」

9月の日曜日の午後2時から7時まで実施し、ブラジル、中国、ペルー、ベトナム、フィリピンなどの女性を中心にして、前年よりも多い60名が健康チェックを受けた。喫煙や飲酒の習慣のある人は少なかったが、立ったまま細かい仕事が多く、健康面で心配事をかかえている方が多かった。また不況が進む中で、前年に参加した方はほとんど見えず、失業や雇用不安などの相談もたくさんあった。

ここには、南医療生協から医師、看護師、リハビリ師、組合員、職員の総勢25名が参加し、他にNPOエム・トゥ・エム、めいきん生協、原山台自治会、瀬戸日本語教室、フィリピン人学校、ホストファミリー瀬戸、ＥＣＯにこになど、多くのボランティアの協力があった。

健康チェックの結果、ペルー4名、ブラジル8名、ボリビア1名の計13名の方に、採血・胸部写真・心電図・採尿・診察の健康診断を受けてもらった。その結果、肝機能異常2名や心電図異常1名などがあり、要指導5名や要検査6名がいた。

3年目の健康診断

「こんにちは。こちらにお名前を書いていただけますか」

ボランティアの女性の元気な声が響く。玄関を入ってすぐのホールには、会議用のテーブルを使った受付があり、そこでまずは健康診断にきた外国の方たちに名前を記入してもらっていた。

壁には受付の表示があり、日本語の下に英語とスペイン語でも表記してあるし、各自に渡す問診表もいくつかの言語別に揃えている。さらには日本語を話すことのできない外国人のため、各国の言葉を通訳する人が待機し、必要な人が来ると確認して側に寄っていった。

受付が終わると、すぐ横のテーブルに移って健康チェックのはじまりである。

「はい、これに尿をとってきてくださいね」

尿チェックの担当者が差し出す紙コップを受け取った外国人は、矢印に沿ってトイレに行き、尿を入れてから同じ場所に戻ってきた。

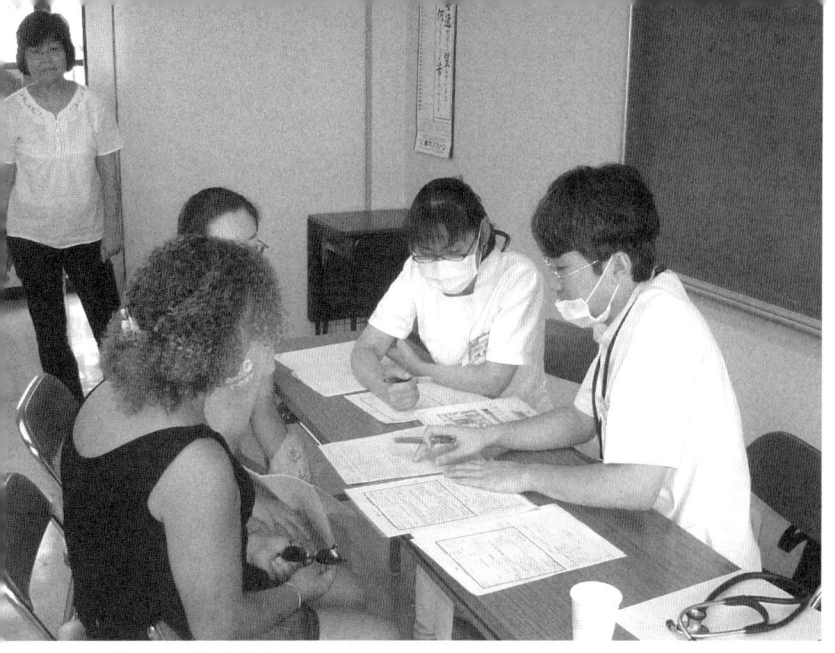

○外国人の健康診断

受け取った尿の入ったコップに細長い試験紙を入れた係は、テーブルにセットしてある新聞紙とティッシュペーパーの上で手際よく余分な尿をふき取り、やがて試験紙を尿色調表と見比べ、蛋白・ブドウ糖・pH・潜血・塩分について総合判定をしていた。他に1階には、リハビリ室や医師診療室があり、2階では問診、身長、体重、血圧、肥満度、腹囲、貧血に対応していた。

ところでこうした健康チェックをしているのは、南医療生協が主催した健康チェック養成講座を受講したボランティアさんである。今回は、企画の中心を担った萩山台自治会の21名もの役員さんが受講し、今日も率先して対応していた。

なお健康チェックサポーターの目的と役割について、講座では次のように教えている。

「私たちは病気を予防し早く見つけるために、健康診断や健康チェックをすすめています。健康診断は病院などで定期的におこない、健康チェックは自分で自分の健康を管理し、病気を予防することを目的としています。生協では、組合員さんが班会など地域で広く健康チェックをおこなっています。

健康チェックサポーターさんは、自分で健康チェックをし、病気の予防をおこなっていくことのサポートをしていただく担い手さんのことです」

その上で理解すべきこととして、①健康チェックの意味、②健康チェックする項目に関する病気・体の仕組み・予防法、③正しいチェック法をあげている。

結局この日は28名の外国人が受診し、その後は公民館の駐車場にセットしたテント内のバーベキューや、ブラジルの国民食であるフェイジョアーダ（豆と豚肉の煮込み）などを一緒に食べて楽しんだ。

外国人の健康チェックを通して

無事に健康チェックが終わった後で、支援に関わった約80名が2階の大広間に集まり、その日の成果と感想などをそれぞれが出し合った。以下はその代表的な声である。

主催者の代表は、自治会主催で80名も集まってくれたことへのお礼と、来月には自治会のメンバー20名で、南医療生協を見学すると話していた。外国人28名に喜んでもらったと話した自治会の会長さんの後で、服部さんが楽しく意味ある交流ができたと発言した。

受付をした女性は、外国人の手招きの仕方が日本と正反対だったことを知り、文化の違いを学んだ。尿チェックを担当した女性は、健康を自ら守ろうとする外国人の真摯《しんし》な姿を見ることができた。問診を担当した自治会の男性は、自治体のとりくみの広がりに感激していた。昨年も通訳した女性は、昨年は大怪我をしていた外国人が、今年は元気な顔を見せてくれたので喜んでいた。料理作りと通訳に関わったブラジル人の男性は、奥さんと子どもも協力してくれたと話していた。身体の計測をした南医療生協の男性職員は、１００キロをこえた人もいて驚いていたし、同じ担当をした自治会の男性は、輪番でやむなく役員になったが、今日は楽しく役割を果たしたとのことであった。

外国人の健康状態について、詳しい報告もあった。愛知医大の医師は、４人を診断して１人は高血圧で、１人は独居のため精神のコントロールに問題があるとのことで、母国にいないだけで外国人にはストレスになり、継続したサポートの必要性を述べていた。愛教大の医師は、受診した２人の女性は毎日夜勤をし、トナーのリサイクルで発ガンの危険性のある粉が飛んでいる中で仕事をし、さらにその１人は他に喫茶店でも働いている実態を報告した。南医療生協の医師からは、今日のような温かい雰囲気は外国人にも安心を与え、これは医師だけではできないことで、ここにいる全員の賜物であることを強調していた。また南医療生協の理学療法士は、肩こりや腰痛の外国人が多く、パンフレットを作成して自主トレーニングにつなげたいとのことであった。

最後のあいさつに立ったのは、南医療生協の伊藤常務理事である。

「お疲れさまでした。医師は病気を見ることができますが、それ以上に病気の背景を知ることが大切であり、その上で暮らしのアドバイスができるかどうかです。例えば買い物に行ったとき、入り口より遠くに車を停めて歩く距離を長くすることによって、カロリーをより多く消費することができます。

こうして今日よりも明日を、明日よりも明後日を良くする工夫を積み上げることです。そこにはやってあげるという上からの目線でなく、共に協同して良い品質を作っていくことが大事です。

今日は皆さんのおかげで、たいへん有意義な『点』となりました。この点と点をいずれ結べば線になり、その線と線を結べば面となり、それは安心な地域になっていきます。これからもがんばりましょう。ありがとうございました」

大きな拍手が会場を包んだ。

10　生協のんびり村

「生協のんびり村」とは

東海市加木屋《かぎや》町のミカン畑の側にある約９００坪の「生協のんびり村」は、グループホーム・小規模多機能ホーム・多世代共生住宅・地域共有スペースなどの総称である。地域の中で高齢者が役割をもって活き活きと生活ができ、訪れる人がホッとし、誰もがのんびりと過ごす村づくりをめざしている。そのため地域に開かれて役立つ村とし、利用者・組合員・職員・地域などの人々が助け合いや協同することを目標とし、南医療生協の医療・介護事業の連携や、地域にいる組合員のネットワークや多数のボランティアが関わる強みを活かしている。

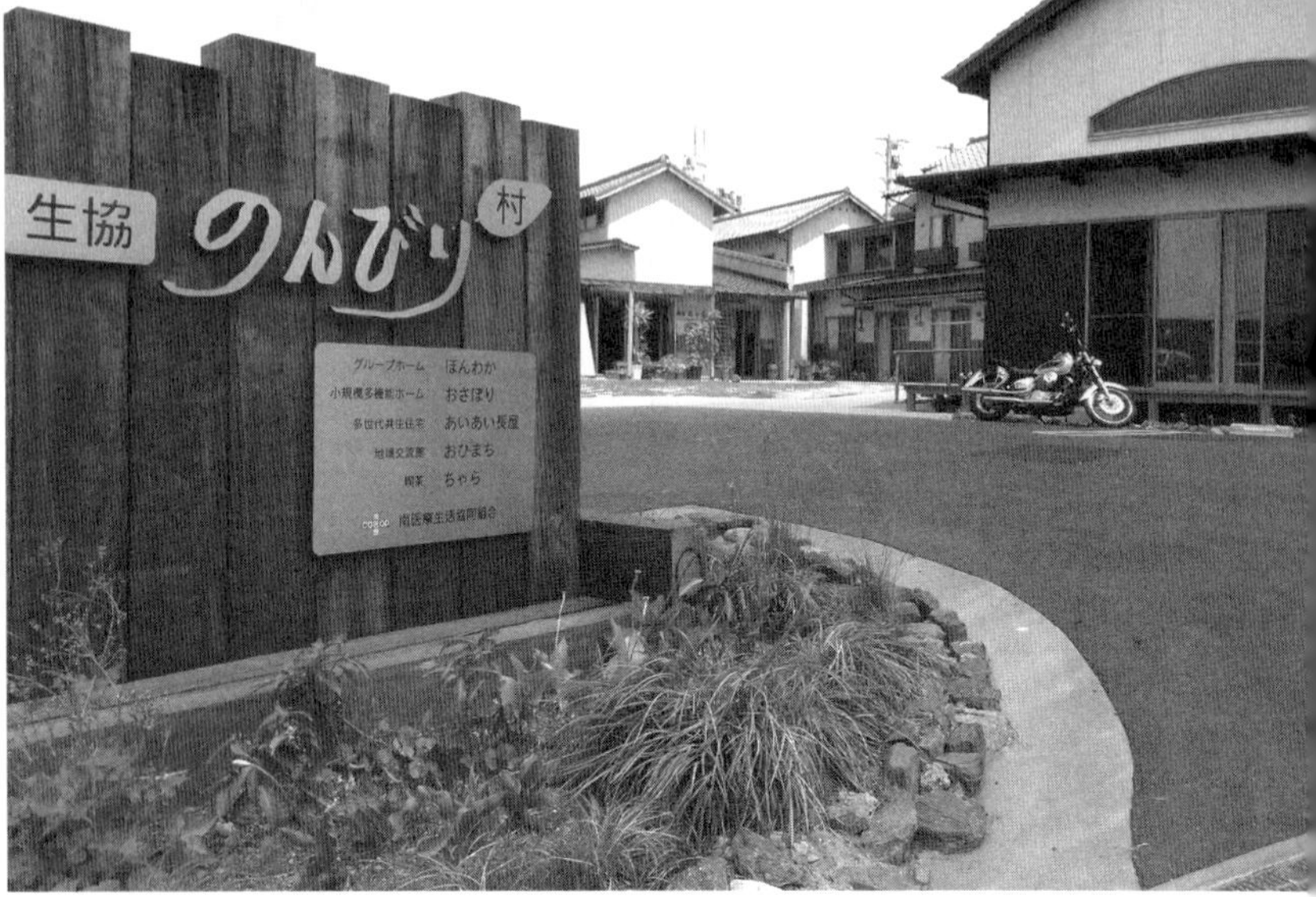

○明るい「生協のんびり村」の入口

南医療生協の2005年の総代会で、1ブロックに1介護福祉事業所を造ろうと「いちぶいっかい運動」が決まり、東海市ブロックでもすぐに「東海市ブロック百人会議」がスタートした。すでにブロック内には、診療所や在宅介護支援センターやヘルパーステーションはできていたが、議論するとまだまだ地域のために造りたい施設はいくつもあった。高齢化の進む中で、いろいろな人が気楽に集まって交流することのできる場所だとか、認知症の方が安心して生活のできるグループホームなどである。

ところで南医療生協は組合員の夢を形にするために、自分の住んでいる地域をしっかりとまず各自が見つめて議論し、仲間との協同で創ることを何よりも大切にしてきた。また求める土地や建物や資材などをみんなで探し、必要ならまずもらい受けるか、もしくは安価で借りるようにし、それも無理なときは安く買うようにしている。

こうしたとりくみと並行して、関係する自治体との懇談も開始し、みんなの熱い思いが盛り上がっていった。

そうした頃に坂昌子《ばんまさこ》さん（77歳）の好意で、加木屋町にある広い土地を南医療生協で自由に活用できることになり、一気に計画は進んでいった。地域の皆さんに「生協のんびり村」のプランを知らせて協力をお願いするため、在宅の多い夕方に各家庭を訪問する「夕焼け訪問」もおこなった。また流しソーメン祭りなどで必要な出資金を集め、２００７年12月には「生協のんびり村」の村開きを迎え、５００名以上の参加で、工事開始の鍬入れをおこなった。また２００８年4月にはグループホームの棟上を祝う桜祭りを開催し、祝いの餅投げに参加した３００名が楽しんだ。

こうして２００９年4月に全体が完成した「生協のんびり村」には、表⑤のような施設がある。

「生協のんびり村」の正門に立つと、正面左に認知症の方を対象としたグループホーム「ほんわか」が見える。木造と漆喰《しっくい》造りの細長い平屋建てで、利用者と職員にとって、ほんわかした暮らしになってほしいとこの名前になった。

正門から右には、すぐに地域交流館「おひまち」がある。「おひまち」とは、この地方の言葉で一休みとか寄り合いを意味する。約7メートル四方の広間は、天井が通常の2階ほど高く、

表⑤ 「生協のんびり村」にある施設

名前	概要	開設日	制度
グループホーム「ほんわか」	1ユニット9名	08年11月1日	介護保険
小規模多機能ホーム「おさぼり」	登録25名 通いが1日15人、泊まり5人	09年4年完成	介護保険
多世代共生住宅「あいあい長屋」	18室	09年4月完成	誰でも
せいちゃん農園	100坪	09年4月完成	誰でも
地域交流館「おひまち」	地域交流施設	09年4月完成	誰でも
喫茶「ちゃら」	地域交流施設	09年4月完成	誰でも

その屋根を丸太の梁《はり》がガッシリと組んで支えている。この場を利用して、ちぎり絵やパッチワークなどいくつもの楽しい「おひまち講座」が広がりつつある。

地域交流館の奥につながって、L字形になった小規模多機能ホーム「おさぼり」がある。家庭や世間から少し離れて、「ちょっとおさぼり」の感覚で過ごしてもらうことを願って命名した。各自の生活スタイルに合わせて、通いのデイサービスや訪問介護や宿泊などの希望するサービスも選ぶことができる。

「おさぼり」に続いてさらにL字型に、木造2階建ての多世代共生住宅「あいあい長屋」があり、人と人との触れ合いもあれば、地域や自然との出会いもあり、またすべてのコミュニケーションで大切にする愛などを強調している。

こうした建物が囲む中央には、喫茶「ちゃら」と、「あいあい長屋」のゆったりしたホールを備えた食堂の入った木造の平屋があり、どの建物からもすぐに入ることができる。この喫茶「ちゃら」の名称は、集まってきた人たちが日頃の煩《わずら》わしさを、「水に流してちゃらにしてほしい」と願って付けたものである。

「生協のんびり村」の誕生

式典開幕の太鼓があたりに鳴り響いた。２００９年４月の晴れた日であった。なだらかな丘の斜面で、「生協のんびり村」のオープン式がおこなわれていた。かつては水田だった広い土地にいくつもの新しい木造の建物が並び、周囲にはまだ竹やぶやミカン畑などがある自然の豊かな場所である。

「ドドーン！」

式の第１部は、南医療生協の柴田理事長のあいさつからはじまり、来賓の言葉もあれば感謝状の贈呈や、入り口に設置された「生協のんびり村」の看板の除幕式もあった。南医療生協の組合員や職員のがんばりだけでなく、いろいろな関係者の創意工夫と協同によって完成したことがよくわかる。

続く第２部は、一転して組合員による「喜びの出し物」の時間である。謡《うたい》や地元の子どもたちによる長い伝統の尾張万歳もあれば、元気なフラダンスや威勢のよい沖縄民謡も登場して、子どもからお年寄りまでの約３００人の参加者が楽しんでいた。

こんなおもしろい村ができた背景を聞くと、いくつもの困難を乗り越えていろいろな人の思いが重なってやっと完成したことがわかった。その一人が坂さんで、南医療生協との接点は、娘さんがまだ幼かった50年ほど前にさかのぼる。

ある日のこと、娘さんが急に熱を出した。いつもの風邪のようでもあったが、扁桃腺《へんとうせん》は腫れ、舌には黄白色の小さな吹き出物がいくつもできていた。そのことが気になった坂さんは、近くの町医者でなく、遠く離れていたが南医療生協「みなみ子ども診療所」を訪ね、小児科専門の堀江重信医師に診てもらった。すると普通の風邪でなく、溶連菌《ようれんきん》感染症という怖い病気であることがわかった。

簡単に治る病気ではなかったので、坂さんは娘を連れて通わなくてはならないので、すぐに車の免許を取って通院に役立てた。こうした苦労の甲斐があって、しばらくして娘さんは完治することができた。

坂さんのご主人の病気

南医療生協の世話になったのは、坂さんの娘さんだけでなく、ご主人の誠一さんもであった。1町の水田や8反のミカン畑などで働き、近所で耕作しない田畑があると、荒れ地になるのは忍びないと、夫婦で耕してきた。さらに農家の仕事だけでなく、誠一さんは若い頃に長く農業委員として熱心に動き地域に多大な貢献もしていた。

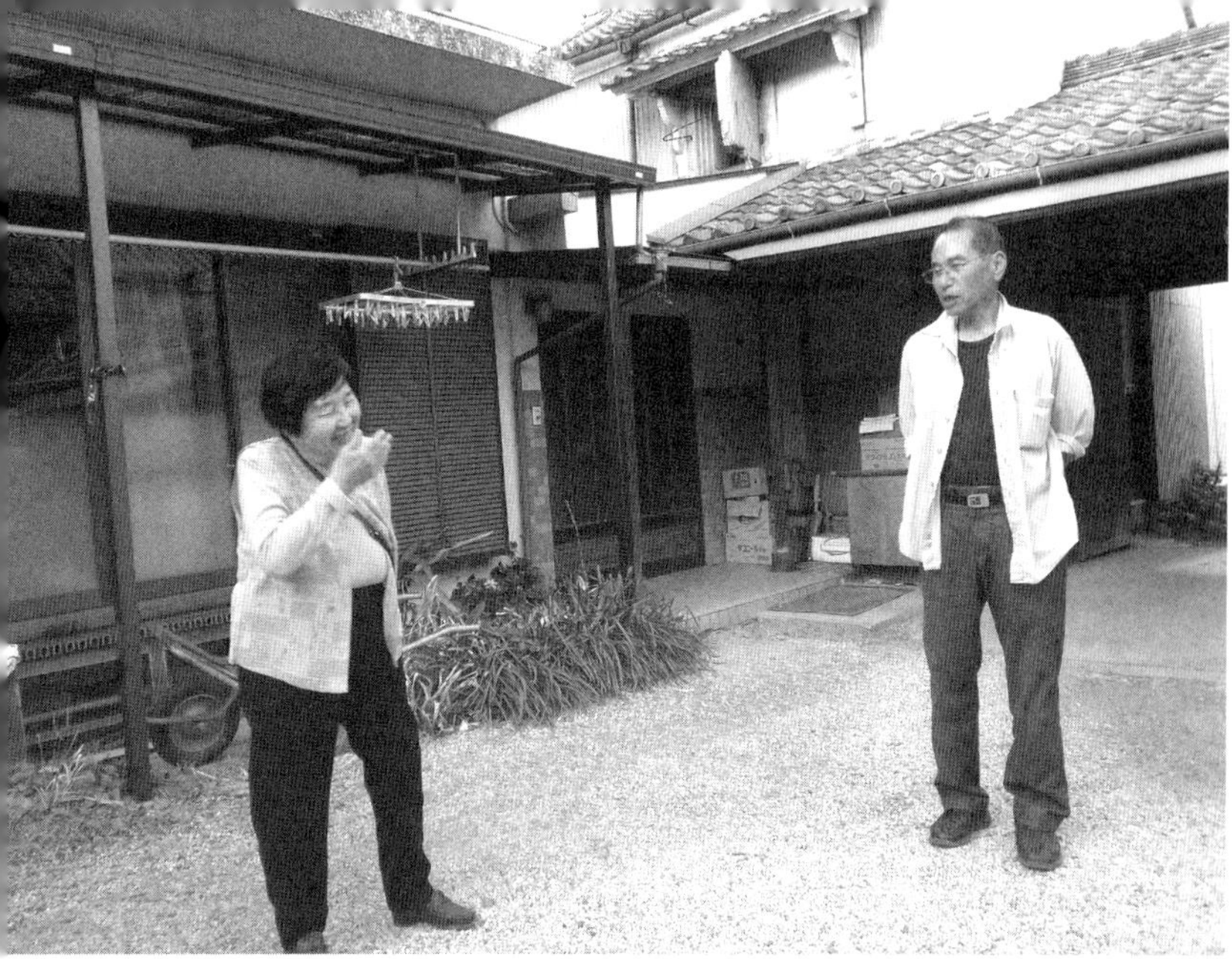

○坂さん宅で坂昌子さんと山口義文副理事長

ところが誠一さんが60歳になった頃に、アクセルとブレーキを同時に踏んで新車を半年でダメにした。南生協病院で頭のレントゲンをとると、脳と頭蓋骨の間にすき間ができたアルツハイマー病であった。

やがて誠一さんの徘徊が始まった。家のすぐ近くへ出かけても、帰り道がわからなくなって、とんでもない方向へと歩いてしまう。買い物をするため一緒に店へ入っても、ふと昌子さんが目を離したすきに誠一さんがいなくなり、周辺を探し回ることがあった。そのため家から外に出るときは、昌子さんは誠一さんと必ず腕をしっかり組んで歩いた。

「あら、仲がいいわね！」

誠一さんがアルツハイマー病であることを知らない人から声を掛けられたが、昌子さんはただ笑っているだけであった。

やがて誠一さんは外出しようとしなくなり、家の中だけでの生活となって少しずつ足腰が弱り、ついに寝たきりになった。すると床ずれができ、背中や腰などが赤くなった。

そうした介護を応援したのが、南医療生協の訪問看護師や組合員であった。床ずれのときは、下から空気の出るエアーマットを教えてくれたので、すぐ防ぐことができたし、また不要になった便利な電動ベッドがあることを知らせてくれたこともある。定期的に来てくれる移動風呂は、誠一さんの楽しみであった。

介護だけでなく、農作業も生協の組合員たちは応援した。ミカンの収穫期になると、10名ほどがミカンもぎに集まり、箱に詰めて家の納屋まで運び、さらには病院のホールで販売して昌子さんを支えた。なお昌子さんは、ミカンの売上金の中から毎年10万円を超える手数料を生協に払っていたので、生協は全額を昌子さんの出資金にしていた。

ある秋晴れの日の午後のことである。南医療生協の看護師である岩田麗子さんたち3名が、昌子さんの願いで車椅子の誠一さんを軽トラで裏山のミカン畑に案内した。長年夫婦で世話してきたたくさんのミカンの木は、熟した実がどの枝にもたわわになっていた。秋空の太陽が優しく照らすミカン畑を、誠一さんは隅から隅までゆっくりとながめていた。

ふとミカンをむいた昌子さんは、1房の薄い皮を除き誠一さんの唇に当てた。口を動かして汁を吸った誠一さんの顔が、ぼんやりした表情から一気に輝いた。側にいた岩田さんは、その時の光景を今でも忘れないと話す。

「誠一さんの明るい顔を見て、山まで案内して本当によかったと思いました。でも胃ロウで管を胃に通している誠一さんに、ミカンの汁を吸わせると気管支に入る危険性があり、私はヒヤヒヤしながら見ていたんですよ。

その時です。ミカン畑の上にクッキリと虹が出て、こんなことがあるのかと本当にビックリしました。坂さんご夫婦のうれしそうなお顔と空にかかる虹は、看護をする私にとって一生の宝物となりました」

ボランティアとして関わった岩田さんにとって、生涯忘れることのできない印象的な光景であった。

冥土《めいど》への土産

「生協のんびり村」のプランが具体的になると、資金集めにも拍車がかかった。2007年7月のことである。地元の支部とブロックで協力して、坂さんの家の広い中庭を使って「流しソーメン祭り」を開いた。太い孟宗竹《もうそうだけ》を半分に割って節を除き、中庭から門の外へ傾斜をつけてセットし、水道水をホースで流した。組合員の親子の約60名が参加し、歓声を上げてソーメンを食べて楽しんだ。その前に推進委員や世話人などによる事前の説明などもあり、その日だけの持ち寄り増資は実に1017万2000円となった。

当日の「流しソーメン祭り」に関わった理事の安井洋子さんの話である。

「生協のんびり村の構想を、一所懸命周りの方たちに説明しましたよ。手持ちのお金を貯金しても、ごくわずかの利子が付くだけです。中には万が一のときのため３００万円を貸し金庫に預け、年間で７０００円もの費用を払っている方もいました。そんなふうにお金は冷たいままにしておくのでなく、みんなのお役に立つように、『温かいお金の使い方をしませんか』と話したものです。

ある方が急に危篤になって、家族がその人名義の貯金を急いでおろしたところ、回復したのでそのお金も出資金で預かることができました。

こうして一日で目標の１０００万円をこえ、私たちもビックリしました。成瀬専務からは、『毎日流しソーメン祭りをしたらどうですか』と笑いながら言われましたよ」

自分たちの村を創ろうとする熱意が、一人ひとりの心から心に伝わった結果であった。

「生協のんびり村」がスタートして1年半ほどたったある日、喫茶「ちゃら」で坂さんが当時の心境を語ってくれた。

「主人が病気になってからは、私一人で農作業をしていました。ここの田んぼも機械で耕して稲を植えましたが、水はけが良すぎて一日に3回は見回りにこなくてはなりません。これでは私の寿命が縮まってしまうと思いましたね。そこで他の使い方を考えました。アパートを建てる話もありましたが、それらはすべて断り、何か生協さんのお役に立つことに使いたいと思っていました。娘とお父さんがお世話になったので、ささやかな恩返しです」

たとえ土地を持っていても、なかなかできることではない。坂さんの親族からは、極めて安い金額で南医療生協へ貸したことに意見もあった。しかし、坂さんの気持ちは変わらなかったと話してくれた。

「土地を生協さんに使ってもらうことは、私なりにいろいろ考えて決めたことです。私一人では手に負えない広いミカン畑は、県の緑地公園にする話があって手放し、ご先祖様に申し訳なく思っています。けれどもこの『生協のんびり村』として皆さんのお役に立つことができたことを、きっと主人もあの世で喜んでくれていることでしょう。冥土へ私の持っていくことのできる唯一のお土産が、おかげさまでこうしてできましたよ。ハハハ」

おおらかに笑う坂さんであった。

命と心の連鎖運動

「のんびり村」の近くに住む副理事長の山口義文さん（68歳）が、社保（社会保障）委員長となってすぐの1998年に富木島《ふきしま》診療所の大改装があり、出資金を2000万円も集めることになった。理事会としての意志を持って動く理事になろうとしていた山口さんは、この改装をぜひ組合員の力で成功させたいと考えていた。

ところが2000万円の目標をブロックに下ろすと、そんな金額を集めることはできないと皆から大反対された。そこで山口さんは地域の班会を廻り、診療所をリニューアルしたら、地域にどれだけ役立つかを説明した。最初は渋っていた組合員も、「そこまで言うのなら」と増資に協力し、1年間に2000万円を集めた。

忘年会を兼ねて目標を達成したお祝いの集いを開いて皆で成功を喜び、一人ひとりに思いを伝えていくことの大切さを楽しく共有した。このときの貴重な体験が、2002年の「ひまわり歯科」開設につながったと、山口さんは話してくれた。

「2000年に成瀬さんが専務となり、それまでの生協法人が事業所を造る方式から、協同組合運動として組合員が主人公の事業所造りが本格化します。その代表例が、2001年に立ち上がった第2歯科診療所開設推進委員会で、歯科の診療所を造りたいブロックに名乗りを上げてもらい、そこの組合員を中心にして進める案ですよ。これに知多半島ブロックが手を挙げました。借地を使うので土地代はかかりませんが、建設費の2400万円の全額を知多半島ブロックと隣接する東海ブロックの組合員で集め、かつ受診の予約で300名を開設前に集めるという大変な条件でした」

それでも皆の協同で1年後には、見事に「ひまわり歯科診療所」をオープンさせ、それも初年度から黒字経営となった。専従職員が中心となって造ったそれまでの事業所の多くが、経営的に苦戦していることとは対照的な快挙である。

富木島診療所の大改装から、「ひまわり歯科診療所」の開設へと続いた山口さんたちの協同の動きは、さらに2009年の「生協のんびり村」のオープンへと大きく発展していった。これらの共通点について山口さんに語ってもらった。

「生協ではいつも新しい人との出会いがあるから、こんな楽しいことはないですよ。長年関わった会社や労働組合ではありませんからね。自分が楽しく一所懸命に動くと、必ず他人様も同じように動いてくれますね。だから私は町の夏祭りの企画に加わり、日本舞踊も舞いますよ。生協の増資運動の節目には必ずイベントをして、皆で楽しんだものです。せっかくの一度だけの人生ですから、楽しまないともったいないないですね」

「生協のんびり村」の式典において紋付袴で舞を披露した山口さんは、まだまだ南医療生協は不充分だという。

「2010年の春に、同じ東海市に住むある高齢の女性が、認知症のご主人を殺害して自殺しようとした事件が起きて私はビックリしました。もしその方が南医療生協の組合員であれば、誰かが相談に乗って手助けをし、そんな悲しい事件は起きなかったはずです。そこで私たちは、隣近所ともっとつながる『命の連鎖運動』を進めていますよ」

格差社会や無縁社会がわが国で拡がり、残念ながら人々の健康や命さえもが軽視されつつある。そんな中で山口さんたちは、人と人の触れ合いだけでなく、協同の力で命と心の連鎖もより大切にしようとしている。

介護のものさし

「生協のんびり村」にあるグループホーム「ほんわか」の、管理責任者である水上晃《みずかみあきら》さん（39歳）は、介護のレベルを上げるためにも基準がいると強調する。

「介護の仕事は資格がなくてもできるので、知識や経験の個人差があり、職員が主観的な考えで介護すると、利用者が困ることもあります。そこで適切な介護であるかどうかを、常に判断する基準が必要です。

また利用者も千差万別で、Aさんにはよくても Bさんにはダメな介護もあります。そこでプロとして介護をするには、看護の原点であるナイチンゲールの『看護のものさし』にならって、『介護のものさし』が必要ですね」

具体的には、第1に成長の可能性を把握して援助する、第2に利用者へ害を与えている環境や状況が周囲にあれば取り除く、第3に利用者の能力を発揮できるように援助する、第4にどのようにしたら生活の幅を広げられるか、第5に利用者の家庭や社会での役割を果たせるように援助する、第6に利用者の生きがいは何かを把握し、利用者自身が実感できるように援助するの6項目である。介護を受ける人に寄り添い、その人らしさを支援するための基準である。

2000年に南医療生協へ就職した水上さんは、かなめ病院の病棟介護の仕事につき、60人の利用者に対し、介護士として忙しく働いていた。決まったスケジュールに沿ってこなし、3年ほどしてもっと介護を深めたいと考えた頃に、グループホーム「なも」ができることになり、その責任者として開設の1カ月前に異動となった。6人の職員で8名の利用者に対して、どんな内容の介護をすればいいのか1週間ほど議論をした。皆で一緒に食事をし、風呂も職員の都合でなく、利用者の好きな時間に入ることができるようにした。職員が側にいて、一人ひとりに安心してもらうことのできる場所にしようと水上さんたちは工夫した。

狭い「なも」と広い「ほんわか」を比較して、水上さんは利用者に狭い施設がよいと言う。

「『なも』は居間やキッチンも狭く、人がすれ違うとき注意がいります。ところが『ほんわか』は、広い空間のほうが利用者はゆっくりできると設計したのでしょう。

でも広いスペースだと利用者はあまり動かなくて、狭いほうが動きは活発ですから介護にもいいのですよ」

介護職が登場した当初は、食事や入浴や排泄など、身の回りの世話をしてあげることが介護であったが、利用者に寄り添って自立を促すケアを南医療生協では進めている。医師や看護師との連携を介護でさらに強め、その人らしい看取りまでを視野に入れたいと水上さんは抱負を語っていた。

11　子どもの健康づくり

知・徳・体プラス食をかかげる新知小学校

22学級で児童数581人（平成22年度）の市立新知小学校は、知多半島の北西部にある知多市の中央に位置し、西は名古屋臨海工業地帯で、北と東は住宅が建ち都市化が進んでいる。他方で南は田畑や山林が広がる田園地帯で、旧地区と新興住宅が混在した学区となっている。

知多市では、「学校・家庭・地域の教育力を生かした『知・徳・体』の調和のとれた教育の実現」をめざし、新知小学校では「知・徳・体プラス食」をスローガンにしている。

ここの子どもたちにも、全国と同じく走力や投力などで低下傾向にあり、またテレビやゲームの時間が長く生活習慣の乱れもあった。そこで体と心の健康な子どもの育成をめざし、平成16年

（2004年）度から「子どもの体力向上実践事業」にとりくみ、「子どもの体力低下の原因を踏まえ、その原因を取り除いたり、改善したりすることにより低下傾向に歯止めをかけ、体力向上と生活習慣の改善を図ることができる」との仮説を立て、改善をめざした15のプログラムを立てて進めてきた。

また平成18年（2006年）度から愛知県健康推進学校として、「健康なからだと健全な心をつくろう――元気にいきいきと活動する児童の育成をめざして」をテーマとした研究をしてきた。そこでは家庭や地域との協力の他に、関係諸機関との連携も強め、教育委員会や警察署や消防本部と並んで南医療生協が加わっていた。

こうしたとりくみで子どもの心身の健康づくりに貢献した新知小学校は、高い評価を受け次のように数々の賞を受賞した。

2006年　「愛知県健康推進学校・特選校」
2007年　「全国学校体育研究最優秀校（文部科学大臣賞）」「日本学校体育研究連合会・優良校」「愛知県健康推進学校・優秀校」
2008年　「愛知県健康推進学校・特別優秀校」
2009年　日本学校保健会「健康教育推進学校・優良校」

子どもの健康チェック

2004年に地域コミュニティの敬老会で、南医療生協の神田茂医師による健康の話があったこともあり、知多の地域と生協のつながりが深まった。そんな中で新知小学校が、健康な子どもづくりにとても熱心であることを南医療生協が知り、協力の申し入れをした。

すると新知小学校は、「生活習慣や食生活の改善に取り組んでいるが、テーマは問わず幅広くとりくみたい」「実行委員会には、学識経験者や地域の開業医にも協力を依頼しているので、研究活動以外の場でもぜひご協力を」との返答だったので話は進んでいった。子どもの健康を守ろうとする気持ちが一致し、以下のように南医療生協も協力して3年間の計画が具体化した。

2005年：7月に小児科鬼頭医師による「子どもの健康づくり」の講演があり、小学4年生から6年生と保護者も参加。また100名以上の子どもの健康チェックを実施。

2006年：4月に92名の子どもの健康チェックを実施。11月に実践活動交流会に参加。

2007年：4月に100名以上の子どもの健康チェックを実施。12月の学校保健委員会による18のミニ講座で、南医療生協が3つを担当し、「元気の基本は、すやすや・もぐもぐ・わいわい」（清水医師）、「いのちの大切さについて考えよう」（伊藤・山下助産師）、「ひみこの歯がいーぜ」（森本歯科衛生士）をおこなった。

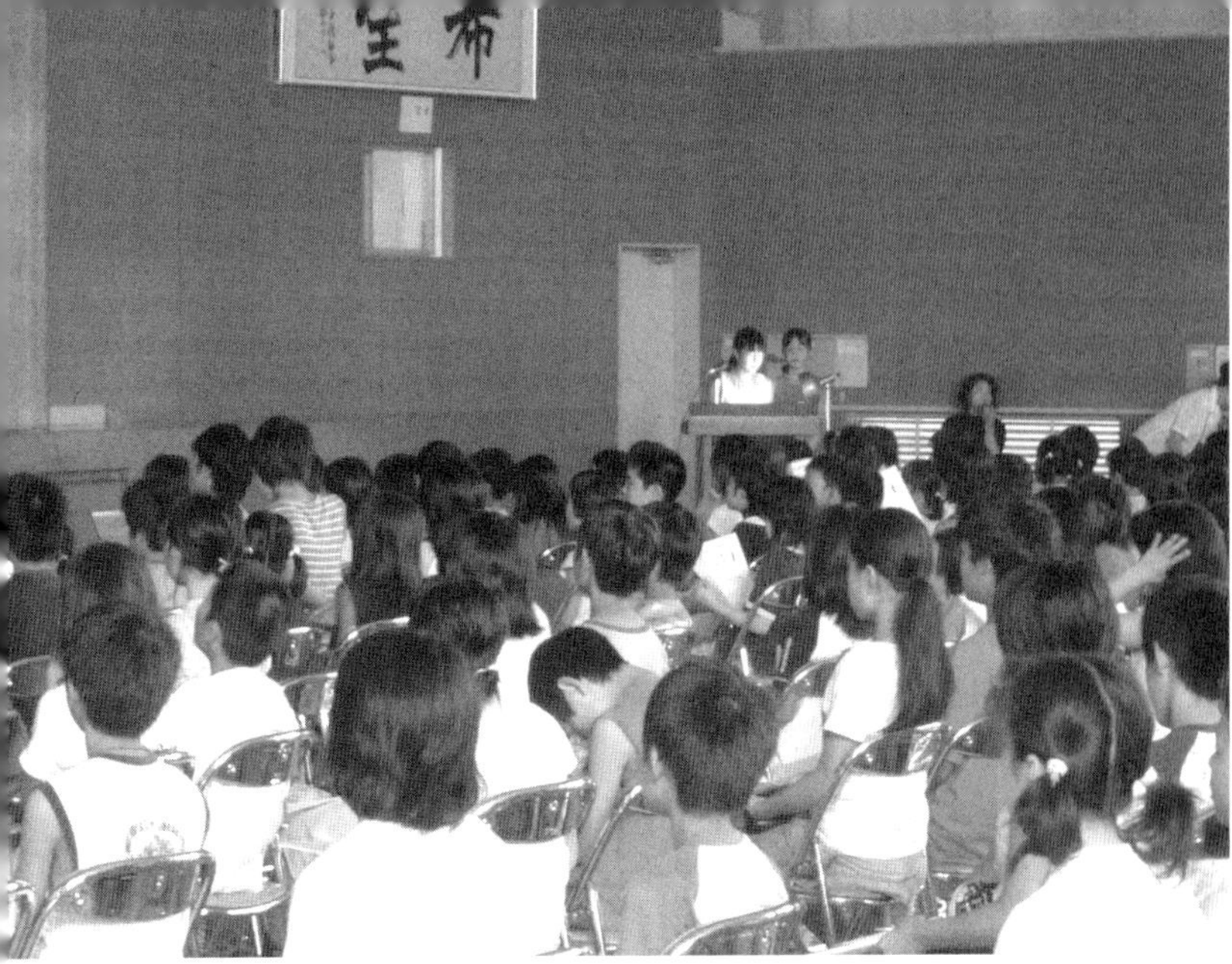

○新知小学校で「子どもの健康」をテーマにした講演会

知多半島地域の担当理事で、かつ健康づくり委員長である増田美紀さん（48歳）から、新知小での健康チェックについて話してもらった。

「子どもの健康チェックには、南医療生協の職員だけでなく、私たち組合員も多数参加して協力しました。持ち込んだ器材に、子どもだけでなく先生方も興味をもって見てくれたものです。少数でしたが保護者の健康チェックもし、体組成と尿の塩分も調べました。

ところで尿チェックでは、塩分10グラム以下の子どもは10％未満で、塩分の取り過ぎが目立ちましたね。そうした子に聞くと、スナック菓子は一度に袋全部を食べてしまうとのことでした。骨密度チェックでは、活発に見える子は骨密度も高く、逆に骨密度の低い子は、家の中にいるほうが好きと答える子が多くいました。また咬合力《こうごうりょく》のチェックでは、咬む力の強い子は、よく活発に外で遊んでいるようでした。

大切なデータですので、これからもぜひ子どもの健康を守るために活かしていきたいものです」

一般的な健康の話でなく、自分の体のデータを具体的に示されると、自らがどう健康管理するのか意識し実行する。こうして「子どもの体力推進事業」は、子どもや保護者にいろいろな刺激を与えて無事に終了した。

子どもの自覚

南医療生協の健康チェックを受けた子どもの感想文が多数あった。チェックを受けた子どもたちの素直な感想で、自分の大切な体について正確に知ることができたので、それぞれが改善に向けて努力したいと触れていた。

「私は塩分チェックの結果、数値が高かったので、もうちょっと食事やおかしの塩分をひかえたいと思いました」（小学5年　女）

「咬合力が左右で20キロも差があるのに気がつきました。普段片方で食べているためだと教えてもらったので、これからはバランスよく両方でかみたいです」（小学6年　男）

「健康チェックを受けてよかったと思います。受けなかったら、自分のことが分かんないし、受けてよかったなと思います。ありがとうございました。もうちょっと塩分を取りすぎないように、おかしの食べすぎに気をつけようと思いました」(小学6年　女)

「いろいろなことを教えてくれてありがとうございました。そのことに気をつけて生活したいと思いました。ポテトチップスといったものは食べず、牛にゅうをのんだり運動をしていきたいと思います」(小学6年　男)

「ふだんはなかなかそくていできないことの結果も分かるので、いろいろなことを知りました。こつみつ度がもっとよくなるように、もっと牛乳を飲んだり外で運動しようと思いました」(小学6年　女)

「私は去年もやりました。塩分も『もうちょっと』、骨密度も「もうちょっと」、咬合力も『もうちょっと』で、全部がだめだめでした。この1年間で、毎日牛乳のんだり、スルメを食べたりがんばったら、全部フツウでした。ありがとうございます。ドレッシングなどひかえめにしようと思いました」(小学6年　女)

他には、塾の行き帰りにいつもポテトチップを買って食べていたが止めたとか、母親の前で歯みがきをするふりをやめてきちんとするようにした感想も届き、いろいろな形で改善につながっている。

アイデアを出し合って

新知小学校による子どもの健康づくりに南医療生協が協力する中で、楽しく子どもたちがとりくむために、それぞれがアイデアを出しながらいくつかの創意工夫もした。当時の南医療生協子ども診療所の平田秋子事務長が残した話である。

「新知小の養護の先生から、骨の伸びる様子を児童にもわかるように、映像か何かで表わしたものはありませんかとの相談がありました。そんな映像はないので、私たち子ども診療所の職員が協力し、紙芝居を作ったのですよ。低学年の子どもにもわかるようにと、養護の先生から言葉の使い方やイラストについてもアドバイスを受け、共同の制作となりました」

費用をあまりかけずにできる日本独自の文化である紙芝居は、楽しくてわかりやすいので子どもたちにも好評だった。

食生活改善につながるアイデアについては、増田さんからユニークな工夫を聞いた。

「もっと子どもたちに、健康へ役立つ食べ物に興味を持ってもらいたくて、養護の先生や歯科衛生士と私たち組合員で話し合い、簡単に調理できる『パンDEプール』を作りました。食パンと卵があれば、子どもでも簡単にできます。好みに合わせて卵に加える具を工夫すれば、洋風にも和風にもなりますから便利です」

「パンＤＥプール」とはおもしろい名前を付けたものだ。イラスト入りのレシピを見せてもらいながら、その簡単な作り方を教えてもらった。

まず食パンの耳を残して内側を四角に包丁で切り、白い部分を外す。ボールに卵と好きな具を入れ味付けをして混ぜる。具は和風だと「チリメンと納豆」、洋風では「ミックスベジタブルとハムとチーズ」がお勧めで、他に煮たヒジキもマッチする。次に油を引いたフライパンへ食パンの耳の部分を乗せ、そのくり貫いた内側に卵と混ぜた具を入れ、その上にパンの白い部分をかぶせてふたをし、両面を焼くと完成である。多めに作って冷凍しておくと、時間のないときに電子レンジで解凍して食べることができて便利である。

たしかにこれであれば、子どもでも楽しく遊び感覚で作ることができるし、また咬む力を高めるので健康にも貢献することだろう。具を工夫すれば、いろいろなバリエーションの「パンＤＥプール」を幼い子どもでも作ることができる。

受賞の記念祝賀会

全国で１００校が「子どもの体力推進事業」の指定校となり、その中から優れた成績を修めた５校が文部科学大臣賞を受賞し、その一つに新知小学校も入った。そこで２００７年12月には、知多市勤労文化会館において、知多市長をはじめ関係する約１００名が参列して受賞記念祝賀会が開催となった。

市長は、「新知小学校のとりくみは素晴らしく、ぜひ全市に広げていきたい」とあいさつしたし、体育協会の会長は、「このとりくみに南医療生協が、こんなに協力していただいているとは知りませんでした」と感心していた。新知小学校の校長は、「私も生協の組合員です。子どもたちが大変お世話になり、いつも助けてもらって感謝しています。今回の受賞はものすごい奇跡です」とお礼を述べていた。

増田さんは、地域における横の拡がりができたと話していた。

「式場で養護の先生があいさつにみえて、『南医療生協の支援がなければ、こんな賞はいただけませんでした。本当にありがとうございました。子どもの健康づくりは、高学年になると自我が強くなって素直にできなくなりやすいので、低学年から始めるのがいいですね』って言ってくれたのでうれしかったです。

今回のとりくみでは、小学校と南医療生協だけでなく、行政やPTAや中京女子大や長寿会と、いろいろな組織とのつながりを活かすことができたので、私たちも学ぶところが多くありました。これからも子どもの健康づくりを通して、地域のつながりを拡げていきたいものですね」

子どもの健康を守るため地域のネットワークが、確かに新知小学校から拡がりつつある。

12　お互いさまの地域づくり

「おかげさま　みなみ」

「おかげさま　みなみ」とは、南医療生協の組合員が利用する助け合いサービス事業で、通院や外出等の手伝いをする「移動・移送サービス事業」と、一人ではできないことを手伝う「なんでも助け合い事業」の2つで構成している。

一つ目の移動・移送サービス事業では、移動が困難になっても充実した日々を送り、憲法に保障された自由を享受して自立し、社会に組合員が参加するため、休みなしで午前8時から午後8時まで応援している。サービスの例としては、病院や診療所への通院、買い物、散歩、芝居、墓参、帰省、友人との外出、野球観戦、日帰り旅行などである。利用対象者は名古屋市内に住み、

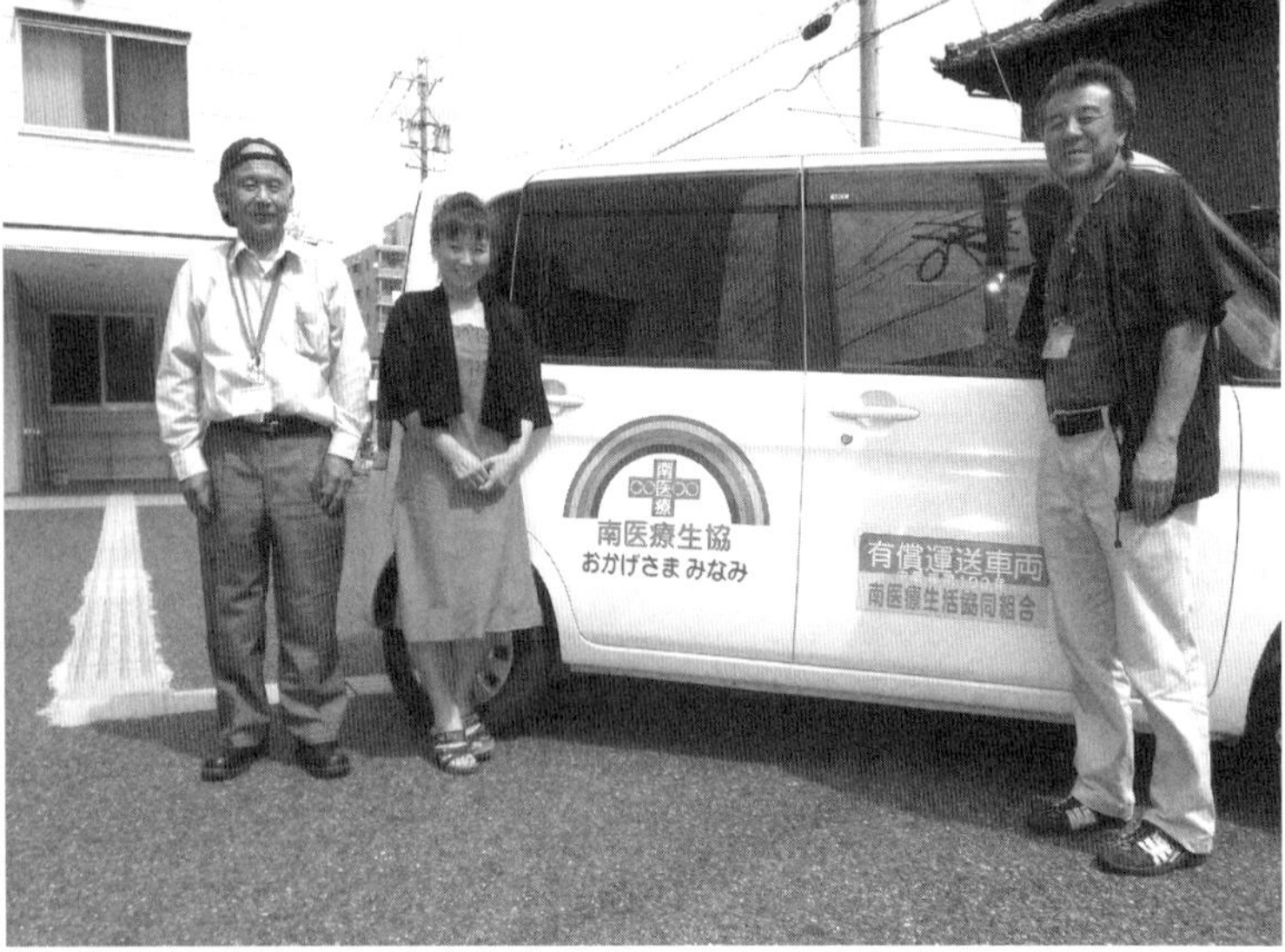

○「おかげさま　みなみ」のスタッフ。右端が遠山哲夫さん

介護保険の認定者や、身体障害者手帳や精神障害者福祉手帳を持ち、愛知県や名古屋市の特定疾患受給者で、さらに上記の疾患患者の付添者や家族も対象となり、南医療生協の組合員で移動困難なため事前に登録をしている方である。

なお移動困難者の移送の福祉有償移送とは、国土交通省の許可を得て特定非営利団体がおこなう福祉移送サービスで、条件を満たさない人は利用できない。

人によってはリフト車輌や介助者が必要となるため、事前の電話による予約制で、また移送サービスを迅速に安全で安心におこなうため、利用サービス説明書、個人情報保護、移動困難内容など詳しい登録を別途している。こうした移送サービス料金は、走行距離制で初乗りから2キロ以内は400円で、以後は1キロ増すごとに150円が加算となるし、待機時間や介助者が必要な場合は所定の料金が追加になる。

二つ目の「なんでも助け合い事業」では、高齢者の生活を支援するため粗大ゴミの処分、家具の移動、障子張替え、ベランダ掃除、草刈り、壁紙張替え、庭掃除、ペットの散歩など、一人でできないことを1時間200０円の目安で実施している。

お互いさまの移送サービス

「では行ってきます」

「気を付けてね。無理はしないように」

生協ゆうゆう村「わいわい長屋」の1階にある小さな事務所で、今朝も元気な声が響く。病院や診療所へ行くだけでなく、買い物や芝居や友人同士の外出などで困っている方には何でも対応している。ときには40キロも離れた墓へのお参りに、依頼を受けて車を走らせたこともある。

タクシーに比べると格安料金で、介護保険の認定者や身体障害者などの方たちが利用している。責任者の遠山哲夫さんから、運営にあたってドライバーにも配慮していることを話してもらった。

「11名の男性がローテーションを組んで移送サービス車を運転し、その平均年齢は67歳にもなり、最高は74歳で2人もいます。中には腰痛や内耳の病気であるメニエール病の方もいれば、肺気腫や肺ガンで現在治療中の人もいますよ。そうした人でも無理をしなくて働くことができるようにと、半日の仕事を週に3回お願いしています。

病人は一人で家にいると、悪いことばかり考えて落ち込んだりするので、外で少しでも働くことによって気分転換になるし、わずかでも稼ぎになるので喜んでもらっています。病気をもった高齢者でも、こうして他の人の役に立つことができるので、まさにお互い様ですよ」

たとえ半日であっても、現在治療している人が運転して大丈夫かと心配するが、それぞれ主治医に相談して許可を得て働いているとのことであった。

なんでも助け合い事業

生け垣が伸び放題で駐車もできなくなったのに、いつもの剪定《せんてい》業者へ連絡しても来ないで困っている人がいた。「おかげさま　みなみ」で請けることになり、いつもは運転している人たちが、早速電動バリカンを携えて生け垣を刈り、スッキリさせて風の通りもよくなった。

他には「忙しくて草刈りができないのでやってほしい」との依頼があり、広い空き地に茂った夏草を草刈り機3台できれいに仕上げた。暑さだけでなく捨ててあるゴミや空き缶処理でも苦労したが、無事に終えて依頼者からは、「根元からきれいに刈ってもらい、生協さんに頼んでよかった」と感謝された。

高齢者の方は、自分でしたくてもできない作業が増えてくる。それを最小限の費用で生協が請け、働くことのできる高齢者で対応し、ここにも協同の精神が活きていた。

増えるゴミ屋敷

高齢者の困っている内容はだんだん深刻化し、それに伴って「おかげさま　みなみ」のとりくみを、もっと発展させたいと遠山さんは話してくれた。

「大量のゴミの中で人が暮らしているゴミ屋敷が、最近はここでも増えていますよ。ある借家に伺ったときに、すえた臭いに思わず私は鼻にタオルを当てたことがありましたね。家の中で飼っている何匹もの猫が、部屋のあちこちに小便や大便をしているし、流しには汚れた食器などが積み上げてありました。

部屋の床がベトベトしているので、本当は靴のまま上がりたかったのですが、そうもいかないので靴を脱ぎました。するとまるで味噌でも踏んだように、白い靴下がすぐ茶色になったものですよ。

テーブルの上には食器以外のいろいろな物を置いてあり、私たちでは手に負えないので専門業者にお願いし、丸3時間かけてどうにかきれいにしました。ゴミ屋敷とはこんな状態ですよ」

話しながら遠山さんは、室内のカラー写真を何枚も私に見せてくれた。ゴミ屋敷の中は足の踏み場もないほど散乱し、話が誇張でないことがよくわかった。

その家の住人は、ご主人が亡くなり娘さんと2人暮らしの55歳の女性であった。脳梗塞で半身麻痺のため杖歩行がやっとの状態で、生活費はご主人の遺族年金を当てている。パートで働いている娘さんは2階に住んでいるが、なぜか1階で暮らす母親の介護はまったくしていない。そのため8年前から1階はゴミ屋敷状態が続いたが、たまたま「宝くじ」に当選し、賞金の20万円が入ったので清掃することにした。

他にも同じくゴミ屋敷となったケースがいくつかあり、子どもや孫が一緒にいても、障害があって介護ができないとか、多くは年金暮らしで一人住まいの高齢者であった。ゴミ屋敷と言っているが、一軒家だけでなくアパートや市営住宅やマンションのときもあり、最近は確実に数が増えている。田舎では隣近所の支えもあるだろうが、都会では孤立している人が多いので、体の具合が悪くなり家事のできなくなった高齢者の住まいは、一気にゴミ屋敷化していく可能性がある。

南医療生協のある訪問介護ヘルパーさんの話では、訪問先の約1割がゴミ屋敷になっているか、もしくはなりつつあるとのことで、深刻な状態が拡がりつつあるようだ。

こうしたゴミ屋敷をなくすためには、日頃から隣近所で行き来する人を何人かつくり、万が一のときには協力してサポートし合う人間関係が大切だと、遠山さんは強調していた。

その人らしい「人生のエンディング計画」構想

ゴミ屋敷に留まらず「おかげさま　みなみ」の対応は、人生のエンディングまで拡げる必要があると遠山さんは言う。

「ゴミ屋敷のままで亡くなってしまうと、ご遺族の方は遺品などをどうすればよいのかわからなくて途方にくれますよ。遺品を整理している専門家の話を聞いたこともありますが、残された方は本当に困っていますね。

そこでその人らしい旅立ちを支援するため、新しい事業を南医療生協ですることを私は考えています。名付けて『人生のエンディング計画』で、本人が希望する葬式などの計画を作成し、それに沿って相続手続きや遺品整理など、必要なサービスを生協が責任を持って提供することですよ」

遠山さんの構想案によれば、次のような事業展開をイメージしている。

『おかげさま　みなみ』は、ぼちぼち考えよう・あなたの『人生のエンディング計画』を軸にして、一人ひとりのために身近な便利屋さんとして町づくりに関わっていきます。

南医療生協の組合員さんが、経験や特技を活かした担い手となって、高齢者世帯や独居の困っている組合員さんの、ぼちぼち考えよう・あなたの『人生のエンディング計画』に協力し、絆のある町づくりをすすめます。

　専門的な事柄については、南医療生協と付き合いのある信頼できる法人と連携して助け合い事業を進めます。

　どんな内容の困り事でも断らない姿勢を大切にします」

　各種の「エンディングノート」が市販され、多くの方が利用している。そこには、遺言・感謝のメッセージ・看病・介護・自分史・思い出のアルバム・葬儀の希望・埋葬・貯金・年金・ローン・形見分け・家族・友人リストなど、各自の人生最後の願いが書いてある。そうした願いの実現にも、ぜひ応える南医療生協にしたいとの考えである。

　こうした事業を安定して継続するためには、採算問題など課題は少なくないが、ますます高齢化する社会において、人間同士の支え合う「おかげさま　みなみ」の役割発揮がさらに地域から求められている。

13　みんなが「赤ひげ」

俳優からの花束

舞台では、山本周五郎原作の演劇「赤ひげ」に出演した前進座の俳優たちが、作務衣や着物の衣装姿で横一列に並び、満席の会場からの大きな拍手に頭を下げていた。赤ひげ医師である新井《にいで》去定《きょじょう》役の嵐圭史さんと、若き医師の保本《やすもと》登役の高橋佑一郎《ゆういちろう》さんを中心にして、約20名のメンバーであった。

江戸時代の小石川養生所を通して、社会の底辺で暮らす貧しい人々に寄り添って、社会の差別と闘う「赤ひげ」と、その真摯な姿を見て成長していく若い医師の物語である。時代は大きく変わっても、格差の拡大する今日の日本社会で、苦しみ悩みつつも互いに助け合って生きていこうとする現代人に、充分通じる内容であった。

２００６年12月６日夜、名古屋市民会館ホールでのことである。夕方６時半開演の「赤ひげ」は９時に終わり、８００人ほどの観客は熱い思いを胸にして出口へと歩いていった。そのときである。舞台の横から衣装姿の３人の役者が出て、大きな花束を持って客席中央の後方へと急いだ。そこの一角は椅子を外し、車椅子20台が利用できるスペースとなっていた。そこでリクライニング車椅子に乗り、演劇を鑑賞していた榊原《さかきばら》幸子さん（49歳）の側に３名が行き、若き医師役の高橋さんが花束を手渡した。他の役者は、渡会元之《わたらいもとゆき》さんと北澤知奈美さんである。観客が俳優に花束を贈ることはあっても、俳優が観客に花束を渡すことは聞いたことがない。

車椅子の横で、中腰になって榊原さんと目線を同じ高さにした高橋さんは、優しく話しかけた。

「大丈夫でしたか？」

「ええ、少しお尻が痛くなりましたけど、こうして最後まで無事に見ることができました。劇はとっても素敵でしたわよ」

筋ジストロフィーのため２００４年から南生協病院に入院している榊原さんは、細い声ではあったが、高橋さんの顔を見つつ凛《りん》とした口調で話していた。

筋肉が萎縮して機能を失っていく難病のため榊原さんは、その1カ月ほど前までは1時間ほどしか座っていることができなかった。「赤ひげ」の上演時間は2時間半あるし、病院から劇場までの往復を加えると5時間ほどになり、それを無事に過ごしたことはこの間の訓練の成果であった。

上演中に榊原さんの側には、たんを吸い出す機械や在宅用の酸素ボンベもセットし、主治医の諏訪《すわ》和志さんを含めて7名が付き添い、万が一のときにすぐ対応できる万全の態勢をとっていた。劇の終盤で榊原さんは、少し呼吸の乱れはあったが会場を離れることはなく、「赤ひげ」を最後まで楽しく鑑賞することができた。

それから6日後のことである。観劇の疲れをとることのできた榊原さんは、かすかに動かすことのできる右手の人差し指を使い、パソコンに向かって1時間かけ、高橋さんたちへ花束のお礼の手紙をゆっくり書いた。

「花束とサイン有難うございます。

サイン大事にとっておきます。

舞台を観るのは初めての経験で、今後は他のジャンルのものも観たいと思います。

寒い日が続きますが、風邪などひかずに元気で新年をお迎えください」

サインとは、「赤ひげ」のパンフレットに、俳優の高橋さんや渡会さんたちが直接書いてくれたもので、その後2010年に榊原さんが惜しくも亡くなるまで、いつも側に置いて大切にしていた。

榊原さんの観劇プロジェクト

榊原さんが演劇「赤ひげ」を鑑賞するため、南医療生協では協同して成功させるため特別のチームを立ち上げた。以下がその1カ月の経過である。

11月9日

榊原さんの観たいという意向を受けて、主治医の諏訪さんから提案があり、担当看護師、理学療法士、主治医、医師でプロジェクトを結成した。さっそく理学療法士の南谷さつきさんは、榊原さんがリクライニング車椅子に乗るリハビリを開始し、それ以降毎日のように繰り返した。

11月16日

病棟に前進座の渡会さんたちが来てあいさつをする。病室で面会した榊原さんは、「見に行きます」と発言し、渡会さんは「待っています。ぜひ観に来て下さい」と言って握手した。

11月21日

第1回の「榊原さんの観劇プロジェクト会議」を開催して5名が参加し、観劇当日までの課題と役割分担を確認する。

11月22日

榊原さんのご主人に観劇を一緒にどうですかと誘うが、残念ながら仕事のため無理とのことで、スタッフと行くことの了解を家族から得る。劇場の図面を取り寄せ、当日の搬入口やルートを確認し、車椅子で榊原さんが観劇する場所を決める。

11月28日

前進座の高橋さんたちが病室の榊原さんを訪ねてきた。「厳しい目で観るからね」と榊原さんは話し、パンフレットにサインをもらう。

11月29日から12月4日まで

当日の在宅用酸素ボンベや吸痰装置などの確認をする。酸素ボンベは（株）エバ酸素さんから軽くて用量の大きいものを借り、ボランティアさんが無償で当日は持ってきてくれる。吸痰用のバッテリー付き器械は1台あるが、予備としてもう1台を外から借りる。せっかくだから榊原さんは着飾って出かけようと、化粧と洋服の相談をする。榊原さんの意向で化粧は、以前に化粧品メーカーに勤務していた南医療生協職員に依頼する。

12月5日

ご主人に頼んだ洋服がわからず持ってくることができなかったので、買い物に出かける。

12月8日　観劇当日

午後から榊原さんに化粧や着替えをしてもらい、5時には医師や看護師や理学療法士4名とともに病院のワゴン車で出発する。現地では3名のスタッフが待機し、会場内への移動やセットを手伝う。

こうしてたくさんの人の協力があり、榊原さんの観劇が無事に成功した。もちろん一番の成功要因は、榊原さん本人の「赤ひげ」を観たいという強い気持ちであり、それが連日のきつい訓練を乗り越えて当日の成果につながった。

前進座の宝に

南医療生協が取り組んだ「赤ひげ」の上演は、組合員4500円と非組合員6000円のチケット料金で、4ステージを3300名が観劇し大成功となった。それも主催する南医療生協と、演じる前進座が協同して準備をしてきたことが特徴で、前進座にとっても観客と一緒に舞台を成功させる画期的なとりくみであった。このため前進座では、約半年間にわたり南医療生協と協同した貴重なとりくみを約30分間の映像にし、新しく入ってくる俳優やスタッフなどに見せ、教訓を皆がいつまでも共有するように努めている。

東京の吉祥寺にある劇団前進座は、1931年に若い歌舞伎俳優たちが、伝統演劇を現代に活かすために立ち上げ、今年で実に創立80周年を迎える。歌舞伎だけでなく、歴史劇や現代劇や児童演劇なども演じ、吉祥寺の前進座劇場はもとより、国立劇場や京都南座もあれば、全国各地の学校の体育館での公演など、幅広い活動を今も精力的におこなっている。

前進座による「赤ひげ」の初演は1986年で、作曲家いずみたくさんの音楽を使うなどして明るくし娯楽性を追求した。13年後に再び取り組んだ「赤ひげ」では、演出家を替えて人間と社会との葛藤をえぐることをさらに強め、社会悪と闘う意義をより鮮明にした。わが国における最初の看護師とされる女性に、看病女という名称を発掘して付けたのは後の上演からである。

ところで南医療生協と前進座のつながりは、南医療生協を設立するきっかけとなった伊勢湾台風のときすでにあった。南医療生協の発足に関わった室生医師が、伊勢湾台風で被災した高田屋菓子店を間借りした救護所で、救援活動をしていた1959年秋のことである。前進座から大量の衣服が届き、皆で大喜びして分け合って利用した。

俳優の高橋さんから、南医療生協との出会いなどについて話を聞いた。

「1999年から『赤ひげ』の保本の役を演じ、2006年12月の名古屋が280ステージ目となった千秋楽で、私にとっても印象的な舞台でした。上演する半年前に南医療生協さんの総代会で、あいさつだけと思って参加したら、その場で何と20分の話をしてほしいと言われてしまい、慌てたことを覚えています。それでも各地でのとりくみの紹介や、保本のセリフやパフォーマンスを演じるなどしました。とくに強調したのは、前進座の芝居は俳優とお客だけでなく、公演を受けて当日までの準備をしてくださる方々のように、目に見えない裏の人たちの協力も含めて、皆でつくっていくことでした」

総代会の後で、南医療生協の成瀬専務たちと高橋さんは打ち合わせをした。その場では皆で劇を成功させるために、前進座はいったい何をしてくれるのか聞かれて高橋さんは答えた。

「私たちは、ポスターを地域に貼るとか、チケットを販売することはできません。そのかわり人の集まる場所で一緒に宣伝をしたり、もしくは演技なども紹介させてもらいますので、12月の上演をぜひ成功させませんか」

皆で成功させるとは決して抽象論ではなく、前進座は「赤ひげ」に出演する高橋さんや渡会さんたち5名でプロジェクトを発足させ、何度も南医療生協に足を運んだ。「わいわい長屋」の落成式では、5名で歌舞伎の一部を演じたこともあれば、数名のグループで病棟を廻って「赤ひげ」の宣伝もした。榊原さんに会ったのもその時で、印象的な出会いであったと高橋さんは言う。

「榊原さんに初めて会ったとき、『厳しい目で観るからね』とおっしゃいました。僕たち俳優への、最高の期待の言葉だと受け止めたものです。病気などのために、これまで劇場へ来ることのできなかった人のためにも、一期一会《いちごいちえ》の心で演じたいと胸に深く刻みました。『赤ひげ』は、何よりも命の尊厳をテーマにし、人間愛や生きることへの希望を大切にしていますし、保本はいろいろな人との出会いの中で成長していきます。

そうした保本の姿と、南医療生協に出会ってからの俳優としての私の成長が一致し、それは印象的な舞台となったものです」

高橋さんは、役者の成長にとって稽古と舞台が重要なことはもちろんだが、それだけでは不充分でプラスアルファがあると力説する。できるだけ多くの人や社会に触れ、シェークスピアが言った「時代を映す鏡」の劇にしたいとも話していた。

格差社会が拡がり東日本大震災の影響が続く中で、人々は心の栄養になる笑いを求めており、そのためこれからも俳優人生を歩んでいきたいと高橋さんは話していた。きっと時代を映す名俳優になっていくことだろう。

榊原さんが一番気に入っていた俳優の渡会さんは、名古屋の舞台でこれまでになく緊張したと話していた。

「それまでの舞台では、開演の前には携帯電話の電源を切るかマナーモードにしてもらい、上演中に音が出ないように案内します。でも、南医療生協とのときは違っていました。榊原さんの他にも療養中の方がたくさん会場に来ていて、万が一のときは緊急のアラームや携帯電話が鳴って処置をするので、そのときはそのまま劇を演じてくださいとのことでした。

私たちは舞台の上で緊張しましたよ。だって最悪の時は、観劇中に亡くなることもあるのですから、中途半端な演劇はできません。これから高齢者が増える中で、南医療生協のとりくみはその先取りをしたもので、私も気を引き締めたものです」

そう言った渡会さんは、胸のポケットから財布を取り出し小さな写真を見せてくれた。かつて南生協病院を俳優のプロジェクトが訪ね、榊原さんを中心に皆で撮ったものであった。

「これが私の俳優人生の原点です」

きっぱりと話す渡会さんの目が、少し潤んでいた。全国各地の公演で忙しい渡会さんの心には、今もしっかりと榊原さんが生きている。

みんなが「赤ひげ」

今回の演劇を主催した南医療生協は、成功させるため「きらり　赤ひげＹＹプロジェクト」を立ち上げていた。ＹＹとは、その年の11月11、12日におこなわれた多世代共生住宅「わいわい長屋」の竣工を祝う「わいわいまつり」を意味する。

こうした両方のイベントの共同代表責任者である伊藤進さんは、２つを統一して準備した目的を話してくれた。

「『赤ひげ』の上演では、心の健康づくりとして組合員だけでなく、演劇鑑賞の機会がない障害者や、寝たきりの方たちにも観劇のスペースを確保し、南医療生協の支援態勢をとり、地域と事業所の協同でおこなう生協らしい文化企画でした。役者と組合員と職員の力で成功させ、『赤ひげ』だけでなく南医療生協や新病院づくりを熱く語りましたよ。

他方の『わいわい長屋』の竣工は、『まちにとけこむ、まちとふれあう』と『みんなちがってみんないい。ひとりひとりのいのち輝く福祉村づくり』のモデル事業としての、『生協ゆうゆう村』の仕上げでもありました。どちらも一人ひとりを大切にするため、『わいわいまつり』と『赤ひげ公演』の運動を、私たちは統一して推進したのです」

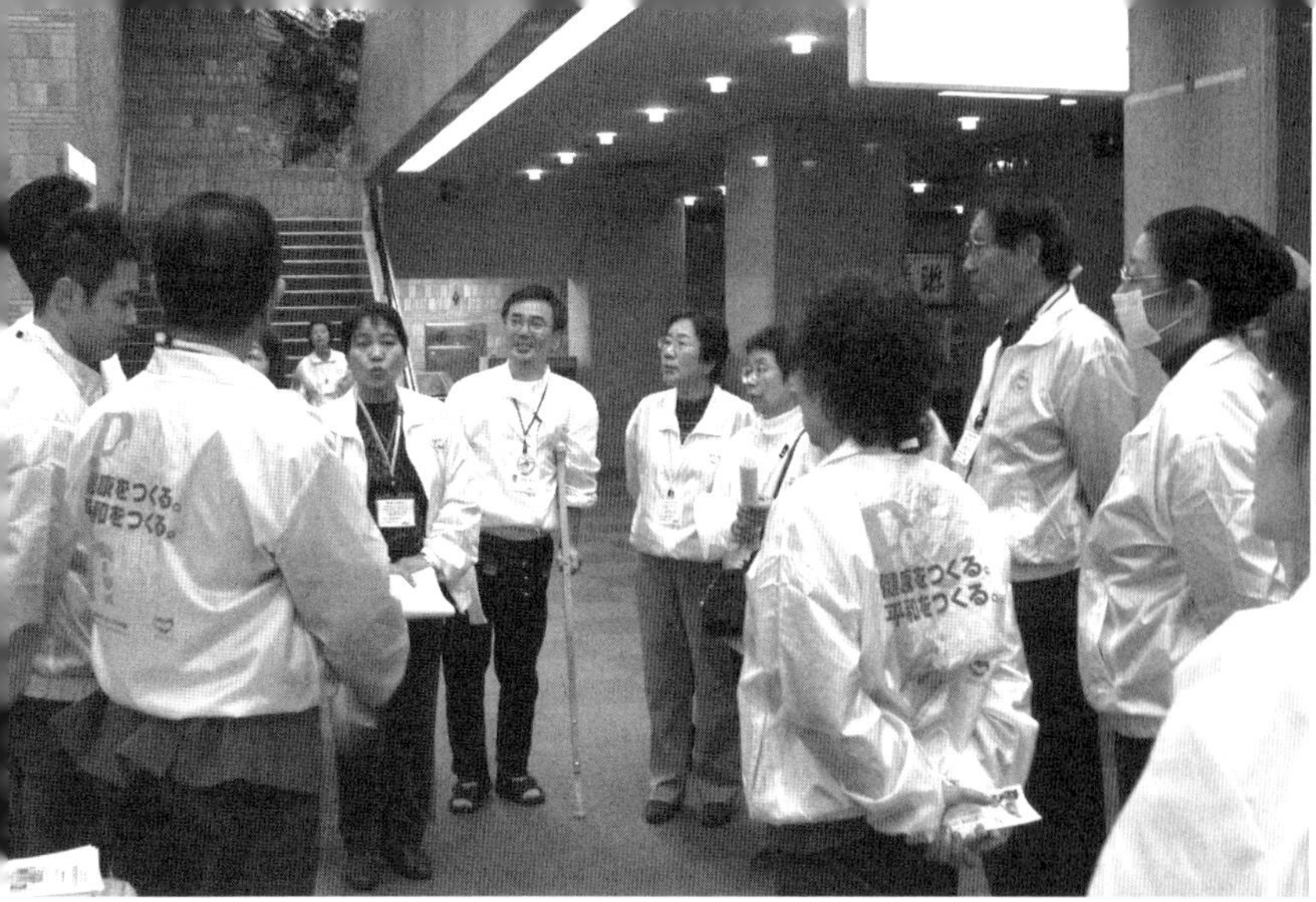

○演劇「赤ひげ」を支えた裏方の人々

その時のキャッチフレーズは、「赤ひげをつくる、まちの赤ひげをつくる、新しい赤ひげの病院をつくる」であり、皆が「赤ひげ」になるとりくみでもあった。

そのため南医療生協の中には、「チケット・広報」「観劇支援」「プログラム作成」「病院新築移転」「出店・掲示」の5チームを編成し、また4つの地域実行委員会が地域と事業所の協同で、4つのステージの要員や観客の動員などに責任を持つことにした。

それらの先頭に立った伊藤さんは、いつも〝活動の見える化〟を工夫したと語ってくれた。

「ひとつの事業を成功させるためには、最悪の事態を想定して準備しなければなりませんよ。やると決めたら後はやるしかないし、真剣ならきっと智恵が出て、中途半端だと愚痴ばかりで、いい加減だと言い訳ばかりになるものです。そこで〝活動の見える化〟に徹することで、協同のとりくみをいつも誰もが見ることのできるようにしましたね」

こうしたとりくみによって、以下のような成果につなげることができた。

加入：９件／増出資86件

協賛広告：１４０件

観劇支援：車椅子入場受付１３８名（介護者含む）、盲導犬１匹

スタッフ：４ステージ１３６人／搬出参加25人

打ち上げ会：前進座７名を含む50名参加

伊藤さんの話は続く。

「プロジェクトに関わった人たちは、明るい笑顔と元気な声で最高のおもてなしとなり、新たな出会いの場を広げ、仲間ふやしや増資へつなげたと喜んでいましたよ。演劇文化の輪を広げる心の健康づくりと位置付けて、組合員と職員と役者の協同でつくる場になり、榊原さんのように療養意欲を引き出すこともでき、生協でのやり甲斐にもなりました。

また観客の感想文には、来てよかった、もう一度観たい、出資したい、生協に入りたい、音楽や伝統芸能の文化活動もほしいなどとありました。うれしかったですね」

江戸時代に貧しい人々に寄り添い、健康や命を守るため権力とも闘った医師の「赤ひげ」は、時間をこえ形を変えて、地域づくりや新病院づくりの「赤ひげ」として南医療生協で拡がっていった。

14　南医療生協の原点

大切な原点

生協の発展において大切なことは、何のために存在するかを常に意識する原点の堅持と、社会の趨勢《すうせい》を見極める動向把握の2つである。

消費生活協同組合法によれば、その第1条の目的において生協は、「国民の生活の安定と生活文化の向上」にあると明記している。組合員に限定せず、将来の組合員になりうるすべての国民を対象とし、生活の量と質の両方に貢献することを意味し、医療福祉生協にとっては、健康や医療や福祉面における生活の安定と生活文化の向上が期待されている。

では南医療生協の原点とは何であろうか。50年前の南医療生協の創立期に、汗水を流した医師や看護師や組合員のこだわりや実践から探ってみたい。

患者さんに教えられて

「まだ南医療生協になる前の星崎診療所の頃でした。ひどいアルコール中毒の治療中で、禁断症状が出ると暴れて長屋の壁を壊してしまう朝鮮の方がいましてね。胃が悪いというので診察すると、かなり悪化しており、これは大変だと国立病院にお願いして調べてもらうとガンとのことでした。すぐに手術となり、私も心配で立会いました。ところが開けてみると、アルコールで胃が大変にやられていましたが、ガンではなかったんですよ。すぐに廊下で待っている奥さんのもとへ私は飛んで行き、『よかったですね。ガンではありませんでしたよ』と報告しました。

喜んでくれると思っていた奥さんは、きつい顔をして『ガンでもないのに、どうして大変な手術をしたのですか！』と言われるではありませんか。よく考えれば奥さんが怒るのはもっともで、医療をする側と受ける側でこんなにも思いが違うことを教わり、患者さんの気持ちを理解するいい勉強になりました」

昔を思い出しながら、東京の自宅で医師の岩城弘子さん（83歳）が静かに語ってくれた。

南医療生協が設立になる以前から、星崎の地域では学生によるセツルメントの努力もあって、地域の人たちと協同して診療所へと発展させていった歴史があった。ちなみにセツルメントとは、貧しい住民を救済するための社会運動である。1953年の7月に、星崎でセツルメントによる臨時の診療所が蒼龍寺《そうりゅうじ》で開設となり、その後場所を変えて同じ年の9月に、わずか7坪の古い小屋を皆で改造して小さな星崎診療所が設立した。医師1人と看護師2人で、その医師が1927年生まれの若き岩城さんであった。

その当時の星崎は名古屋の片田舎で、貧しい農村のため医者もいなかった。それでも地域を活性化させたい意欲のある地元の若者たちで、1949年には民主クラブが発足し、自分たちでできることに協力して取り組んでいた。そのメンバーたちとセツルで入っていた学生たちが、診療所づくりで思いを一つにして実現させた。

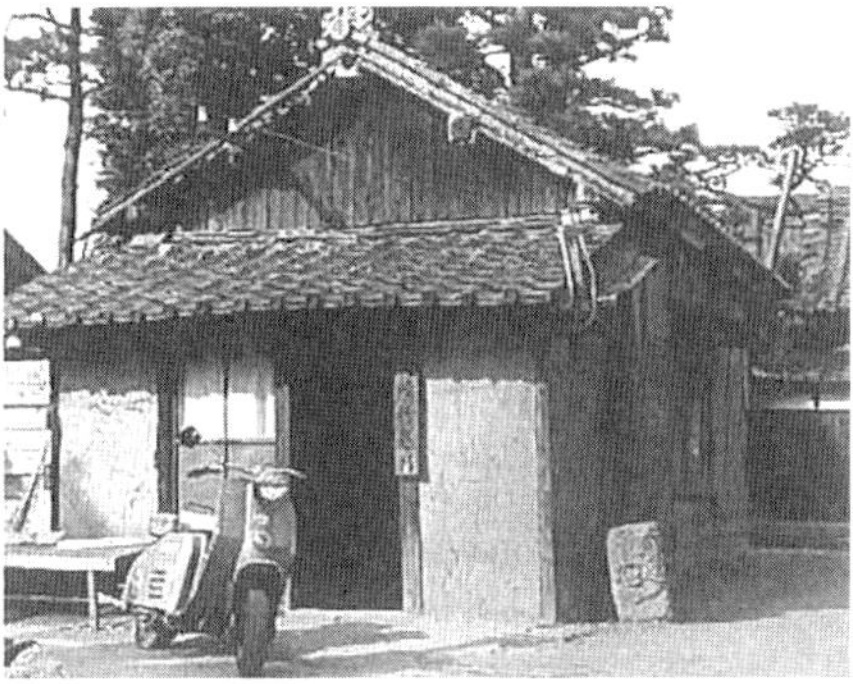
○パン焼き小屋を改造した星崎診療所

岩城さんは、生協になって医師と患者が対等になることができたと話してくれた。

「1954年に診療所を生協にしようとしましたが、組合員が足りないと言われて残念ながら認可にはいたりませんでした。そこで1961年に南医療生協ができましたので、話し合いを重ねて1965年に星崎診療所も加えていただき、生協としてやっと動くことができるようになったのです。

念願の生協となって、組合員による班会を開くようになった頃に、今でも忘れることのできないことがありました。診療所で私は、2回目以降に来られた患者さんに、『その後、いかがですか?』と聞きますと、たいてい『大丈夫です』とか『少し良くなりました』と答えてくれます。ところが班会で、忌憚《きたん》なく意見を聞かせてくださいとお願いをしたとき、ある若い方が思いがけないことを言ったのですよ。実はもらった薬が効かずに体調が良くならないので、薬局へ行って市販の薬を買って飲んでいるというのですね。今後も診てもらわなければならないので、医者のご機嫌をとるような言葉を使っておられたのです。

それほど医者の前で患者さんは、本心を言うことができないのかよくわかりました」

こうして岩城さんは、どこまでも患者に寄り添って治療する精神を学んだ。1970年にガンの研究に専念するため、岩城さんは皆に惜しまれながら南医療生協を離れて東京へ移った。今でも南医療生協で学んだことを大切にし、ガンの免疫治療剤である丸山ワクチンの研究に継続して取り組んでいる。

協同で創った診療所

岩城さんと並んで創設期から関わっている医師の室生昇さん(79歳)から、いかにたくさんの協同で南医療生協が設立されたのか話してもらった。

「私は学生の頃から、セツルに加わって星崎に出入りしていましたよ。1953年の夏に立ち上げた臨時診療所を、どうにか継続してほしいという地元の強い要望を受け、岩城さんが理性的な献身をされていました。

そこで民主クラブの人たちが、夜遅くまでお願いして古いパン小屋を借り、診療所にすることになりました。岩城さんが苦労して農協から5万円を借りて、その半分の2万5000円を改装費にしました。そのため安いベニヤ板や材木を遠くまで私は買いに行き、学生仲間の山田信也君とリヤカーで運びましたよ。1万8000円ほどに値切って買った材料を使い、部屋を小さく区切って、待合室、診察室、薬局兼受付、生活する控え室にしたものです」

1955年に大学を卒業した室生さんは、国立名古屋病院でインターンをしながら、引き続き星崎に入り、インターン仲間の日程調整をしつつ岩城さんの診療所の手伝いをしていた。

第二次世界大戦後に、医療に恵まれない人たちの願いに各地で応えるため、住民と医療の関係者が協同し、民主的に運営しようとする医療機関がいくつもでき、1953年にそれらの連合体として民医連が発足し、星崎診療所も参加していた。インターンをしていた室生さんは、やがて医者になったときにどうするかについて、宿舎でインターン仲間と熱く語り合っていた。その中で室生さんは民医連を、山田さんは大学をそれぞれ引き受け、継続して若い医師を育てていくことをめざした。その結果、患者に寄り添った医療を日本で広げるためには、「大学と民医連は車の両輪」という合い言葉が生まれた。

伊勢湾台風の後の救援活動で、南医療生協を誕生させる土壌ができたと室生さんは話してくれた。

「1959年9月の伊勢湾台風のときは大変でしたね。最初は今の『わいわい長屋』がある辺りに民医連の救護用のテントがあり、10月にやっと水がひくと今度は高田屋さんの建物へ移り、積もったヘドロを除けてリンゴ箱と戸板で土間にベッドを作って診察をしたものです。やがて高田屋さんもお菓子の営業を始めることになり、次は三吉公園の北側で、水害で鶏が全部死んだ小屋を借り、その年の12月まで臨時の診療所にさせてもらいました。こうして多くの方の協力で、地域の救援活動を続けることができましたね」

室生さんたちは親切に対応し、また救護はすべて無料だったこともあり、毎日のようにたくさんの病人や怪我人が訪ねてきた。このときの救援活動に関わった人的なつながりの輪が、後日の南医療生協発足の基盤となった。

なお室生さんは、南医療生協の最初の医師として運営にも深く関わり、診療所の所長や病院の院長をした後に生協の理事長も長年務めるなどした。その間に徹底して患者や住民から学び、大気汚染と呼吸器疾患を関連づけるなど、病名が先にあるのでなく病態が基にあるとする地域医療にこだわり続けた。1992年に定年を迎えて顧問になった今も、南医療生協かなめ病院の現役医師として元気に診察にあたっている。

情熱を持った集団

どんなに小さな医療機関でも、医師の力だけで運営できるものではない。出発当初の南医療生協の「みなみ診療所」は、医師1人に看護師2名と事務員1名の体制であった。その看護師の1人であった河合久子さん（76歳）は、名大付属病院の小児科で働いていたとき、福田穣二さんに会ったのが南医療生協に入るきっかけとなった。

河合さんを車に乗せて新日鉄や大同製鋼のある町並みを一周しつつ、福田さんは熱く話しかけた。

「医療は、看護師さんやお医者さんの満足のためにするものではない。患者さんが本当に納得する医療でなければ、よい医療とは言えないのじゃないか。大学病院は教育研究機関で、今の日本に大切なのは第一線医療だ。患者さんがよそ行きの姿では、なかなか本音を話すこともできない。僕はこの地域で、普段着のまま皆が診察に来て、生活の背景までわかる診療所にしたいと思っている。病気は看護師さんやお医者さんだけで治せるものじゃない。病気の起こる背景にも、メスを入れないと根は治らない」

この言葉が人生を変えたと河合さんは話してくれた。

「私はビックリしましたよ。医者や看護師が言うのだったらわかるけど、医療に直接関係のない人が、こんなにも医療について情熱を持って語ってくれたのですから。この人と一緒に仕事ができれば、きっといい医療が私にもできると感覚的に思い、南医療生協に移る決心をしました。

もちろん献身的な室生先生にも、人間的な魅力を感じていました。当時の私は、民医連とか医療生協の理念などを充分理解していたわけでなく、ひたすら情熱を持った福田さんや室生先生に惹《ひ》かれていたものです」

福田さんは南医療生協の最初の事務職員で、「大衆運動こそが社会の変動を生み出す時代」との信念で、生協発展のため長く尽力したが、理事長在任中の1994年に惜しくも65歳の若さで病に倒れた。

河合さんは、健康と社会環境を関連させたと話してくれた。

「みなみ診療所では、健康と生活をつなげた医療をめざしました。生活保護世帯が多く、食事の聞き取り調査をすると、動物性タンパク質は1週間にサンマ半切れの人もいて、栄養注射をして治したこともあります。また健康と労働も関連させてとりくみ、職場の改善につなげたこともあります。このため『風邪の症状といえども、生活や労働条件が背景にある』を合い言葉にしたものです。

さらには健康と社会環境をリンクさせ、当時大きな社会問題となっていた柴田喘息の公害をなくす運動の立ち上げに協力したし、小児麻痺が大流行したときは、予防に優る医療はないので予防と治療の統一を進めました。みなみ子ども診療所の頃は、子どもの発達を視野に入れて医療と文化をつなげたものです」

河合さんが婦長として、忙しく働いていた頃のことである。障害のある子どもを連れたお母さんが、子どもの入院に際して「他人に迷惑をかけるから、ぜひ個室をお願いします」と言ってきた。その母親に河合さんは、「いいえ、他人と交わることによって子どもは成長するので、ぜひ相部屋にしてください」と話して説得した。

その後に河合さんは南医療生協だけでなく、「広島医療生協」や「しが健康医療生協」でも発展に貢献された。定年後は、南医療生協の「生協のんびり村」にある多世代共生住宅「あいあい長屋」で暮らしつつ、ボランティアをしながら今も生協と共に歩んでいる。

自分たちの力を信じ

地域の人たちとの協同がなければ、南医療生協の今日はなかった。その源流は、第二次世界大戦直後の復興期にまでさかのぼる。

当時のことを、古い組合員の一人である近藤敏江さん（82歳）が語ってくれた。

「当時の星崎村には、シベリア帰りの青山照光さんや旦那の近藤喜彦と、それにレッドパージを受けた荒川金一さんが中心の民主クラブがあり、私も参加していました。10人足らずの小さなグループでしたが、昭和24年の夏に立ち上げた頃は、みんな20代の若さで、少しでも村を良くしようと元気に動いたものです。年配者の応援もあって、農地委員や公民会長などになった者もいます。その民主クラブとセツルが協力したので、星崎に診療所ができることになったんですよ」

学生のセツルによる臨時の診療所は、1953年7月下旬から2カ月の夏休み期間であった。無料の診察の他に、青空教室で地域の学童に勉強を教え、幻灯機を映すなどして子どもたちにも好評であった。その間に蒼龍寺で出発してから次に常徳寺前の小屋へと移り、9月には初代の星崎診療所となり、さらに規模を拡大するにつれて場所も移動した。そうした時に、場所探しや難しい地元との調整はすべて民主クラブのメンバーが対応している。

なお1983年に南医療生協が発行した『星崎診療所30年のあゆみ』には、民主クラブのメンバーであった近藤さんのご主人たちによる座談会が、以下のように記載されている。

「荒川：星崎を考える時、どういう土地柄かというと、誰の力も借りずに自分たちの団結の力で、小作争議に勝ったという事を評価しないといかん。

近藤：もう一つは、大江川の市有地を誰の名義にするかのときに、地主は自分たちの名義にしようとした。それに反対したのがここの村の者たちで、久納清造さんの親の清太郎さんを議員にして村会議に送り、一人で地主を向こうにまわして闘った。そこで氏神様の土地にすることにして、ある程度のものを処分して基本財産を作った。そうした流れがあるから、小作争議が始まっても団結ができた」

当時の星崎村は貧しく、なおさら村民は協力しないと生きていくことが難しかった。ちなみに大正年間に起き、全国の小作争議の先駆けともいわれた鳴海小作争議を指導した、法学博士の京都大学雉本朗造《きじもとときぞう》教授は星崎村出身であった。

近藤さんは、地域住民のための生協であることを強調していた。

「当時からすると、大きな病院も建てた今の南医療生協は、まるで夢のようですよ。班会のやり方などが変わってしまい、少し寂しい気持ちもないわけではありませんが、地域を大切にする気持ちをいつも忘れずに、これからもぜひがんばってほしいですね」

その場にいた他の高齢の組合員さんたちも、静かにうなずいていた。

こうしてみると南医療生協の原点は、住んでいる社会にいつも目線を当て、組合員と協同して健康や医療などで生活に貢献することといえる。時代が移り組合員の暮らしが変化し、また事業規模が大きくなっても、常に南医療生協が立ち返る初心であり、50年の歴史に活かされてきたし、これからも大切にしていく道標でもある。

そのためにも創設期に関わった人たちの情熱やこだわりは、これからの南医療生協を担う人たちにもぜひ噛み締めてほしいものだ。

15　組織・経営

地域重視と議論

非営利の生協といえども、健全な経営で収支を黒字にしないと、組合員や社会に対し責任をもって事業を継続できないのは当然である。経営とは事業環境に応じて、人・モノ・金・情報などをマネジメントし、組織の目的を達成することで、そのため南医療生協では、50年の間に数々の工夫をし、組織と経営に関して以下のように推移してきた。

1991年　新コンピューターシステムを導入し、病院事務を合理化して残業時間も大幅に削減。単年度で1083万円の初の黒字。まだ1億1238万円の累積赤字

1992年　柴田院長となり経営改革元年

1993年　累積の赤字を解消
1994年　初の教育プログラムを作成
1996年　桃山診療所の組合員ルーム改装費1000万円の全額を出資金で賄う。以降は組合員の力で事業所づくり
1998年　富木島診療所の増改築費1億円で、2000万円を超える出資金を集める
2000年　「かなめ病院」オープン。成瀬専務となって改革が進む
2001年　創立40周年。「2万人の健康まつり」で1000円のチケットを2万人以上に普及した。以後のイベントは、すべて生協法人からの経費の持ち出しがなくなった
2002年　地域理事と事業所の「予算・方針づくり」開始。生協ひまわり歯科の建設費用2400万円を全額地域ブロックで集める
2003年　百人会議（飛躍人会議・介護福祉事業推進委員会）開始
2006年　千人会議（新・南生協病院建設運動推進委員会）開始
2010年　6万人会議（南医療生協創立50周年企画実行委員会）開始

組織運営での特徴は、第1に組合員による地域重視、第2に徹底した議論である。

第1の特徴である地域重視の代表例の一つは、2001年の総代会で決めた、地域で「いっぷくいっぽ（1支部1福祉1保健）運動」を推進し、誰もが安心して暮らすまちづくりである。その後の「いっぷく運動」を支える介護福祉活動委員会は、理事会専門委員会の1つで、常務理

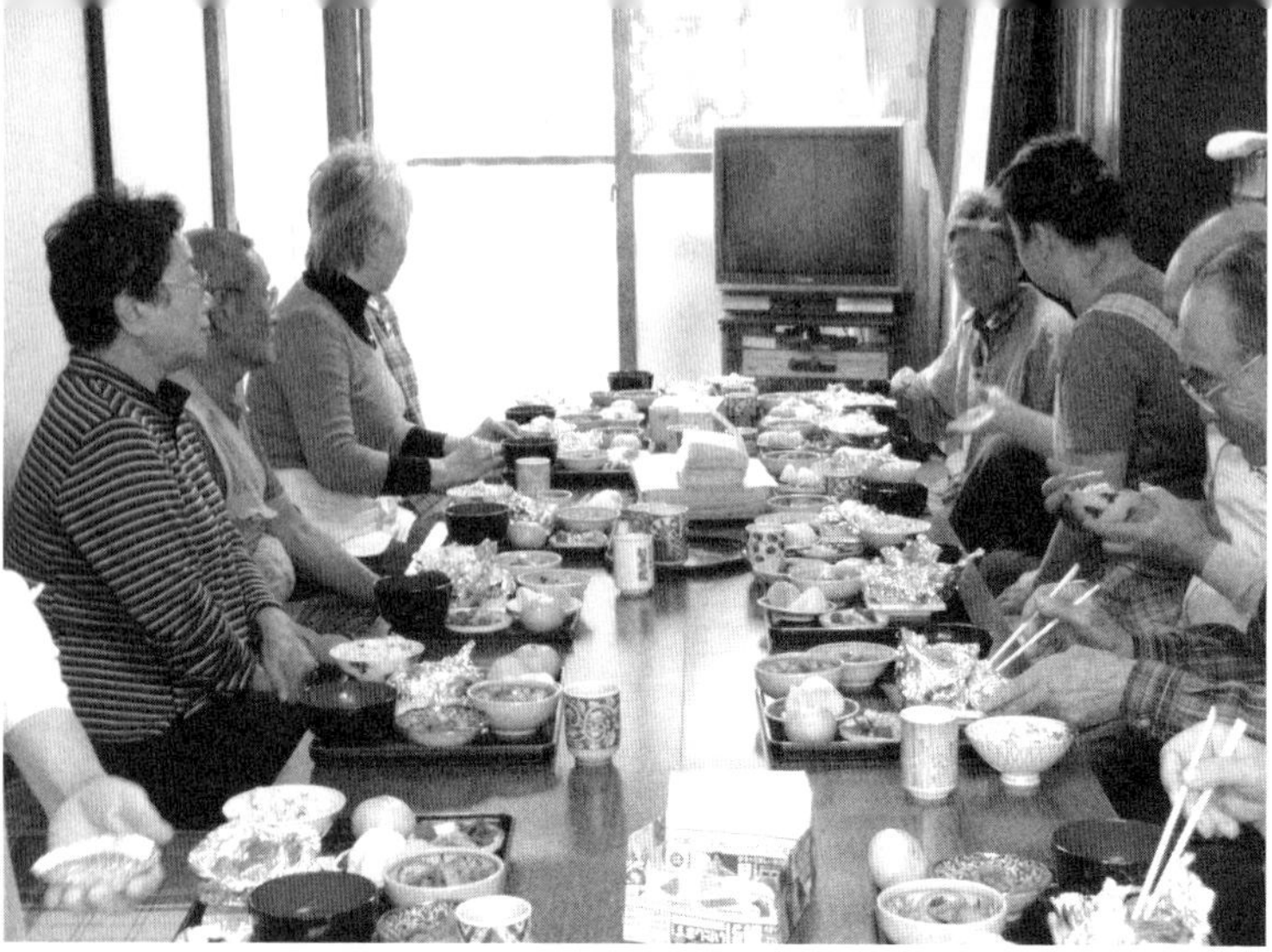
○「いっぷく運動」・名和北支部

事・理事・支部運営委員代表・幹部職員・組織部員で構成し、毎年1回「いっぷく運動交流集会」や「いっぷく運動」アンケート調査にもとりくんできた。

この「いっぷく運動」は、住んでいる地域において組合員がおこなう福祉活動で、お茶や食事をしながらのおしゃべり、折り紙・革細工・手芸・絵手紙、仲間で散歩や行楽、布ぞうりづくり、お手玉遊びやカラオケ、平和・社会情勢・健康のことの学び場などと何でもある。場所は地域の空き家、診療所、コミュニティセンター、集会所、組合員の自宅やガレージなどを利用し、特別な決まりはつくらずそれぞれのルールでおこなっている。

こうした「いっぷく運動」によって、地域の人の輪が広がって利用者が元気になり、生協の介護事業に話題が広がり、地域力をつけた結果として、グループホーム・デイサービス・小規模多機能ホーム・ヘルパーステーション・多世代共生住宅など、組合員が協同して新しいいくつもの介護事業所づくりにつながった。介護事業所にならなくても確保した空き家を、地域のたまり場として「いっぷく運動」が広がっている。

そうした介護事業所づくりでは、何よりも地域に根ざし、土地は無償か安くしてもらい、金は地域の組合員で出し、利用者や職員は地域で集めることを大切にしている。こうすれば初期投資が少なくてすみ、かつ投資の回収が早いので安定した経営をすることができる。事業所ができてからも組合員の参画は続き、事業所の予算や方針は組合員とともに決め、課題の目標は地域と事業所の協力でとりくんでいる。

こうした「いっぷく運動」と並行し、病気探しの健診から健康づくりの健診をめざして、健康づくり健診のための「ケンケン運動」も進めてきた。

このようにして南医療生協では、協同組合の理念に沿って組合員を主体にし、医師や職員などとの協同した経営によって損益を黒字にし、継続した発展を遂げてきた。

第2の特徴である徹底した議論では、2003年の百人会議の教訓を発展させ、2006年にスタートした千人会議において、2010年まで45回で、延べ約5400名が参加した。そこでは①急性期医療、②母子医療・保健、③健康づくり健診、④介護・福祉、⑤環境・災害、⑥研修・研究、⑦終末期医療、⑧多世代交流、⑨地域連帯、⑩みなみ安心まちづくりの各ゾーンをテーマとし、徹底した議論に参加し、自らの意見も出して実現させた組合員は、ますます楽しく活動していった。

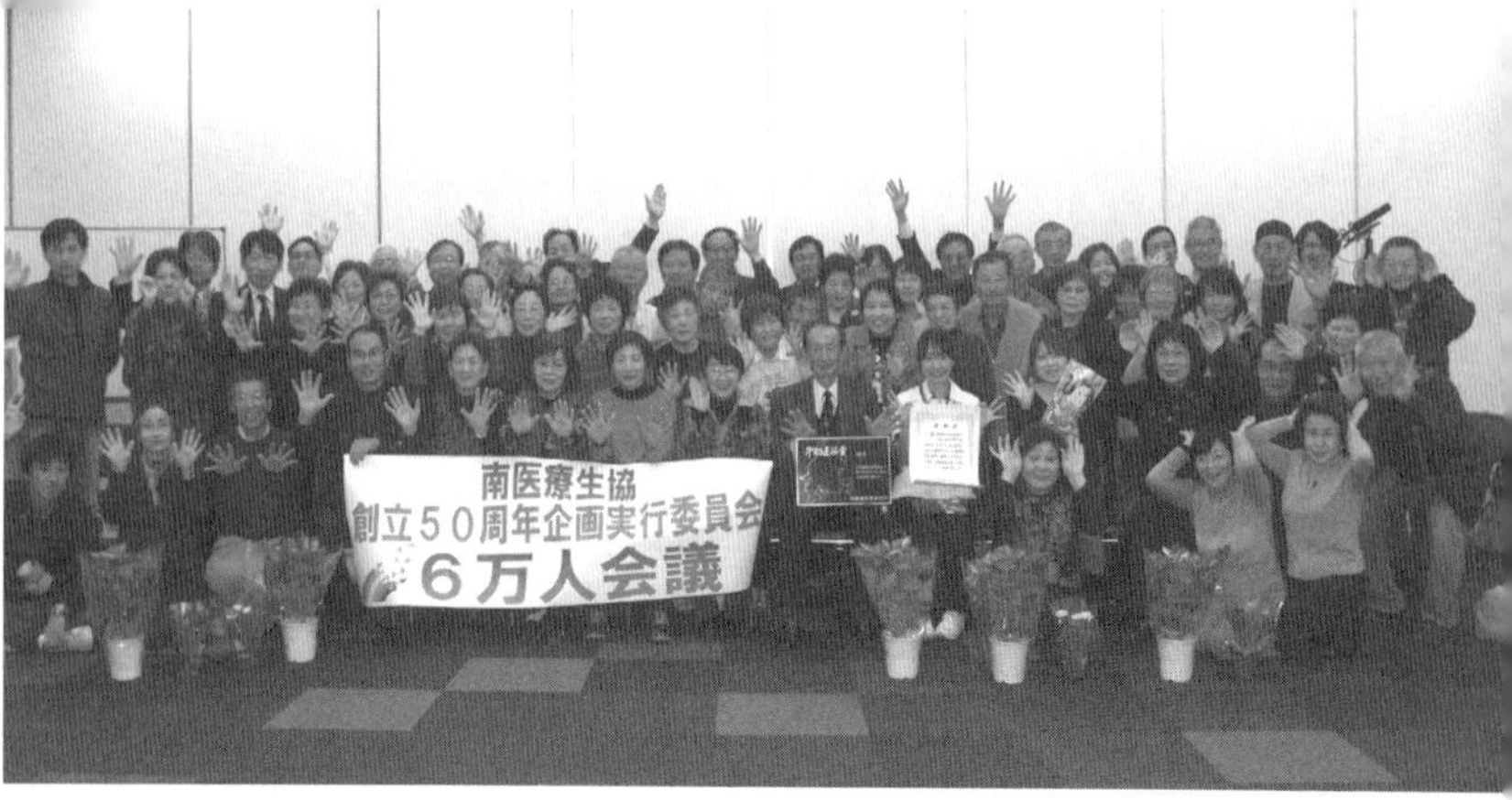

○みんなの意見を結集する６万人会議

この千人会議は２０１０年に役目を終え、その後に創立から50年の成果をふまえ、新たなスタートを議論する６万人会議へとつなげている。

そうした組合員を大切にした協同組合らしい組織運営により、経営は安定して黒字となっている。それぞれの異なった立場で、組織や経営の改革へどのように関わってきたのだろうか。

経営の改革

１９９２年に南生協病院の院長となった柴田寿彦さん（71歳）は、就任にあたり経営の改革・患者の権利・研修医の教育の３Ｋを大切にするとあいさつした。それまでは、信じられないことに経営が黒字になったことはなく、借金の繰り返しであった。

剰余を出すと税金を払うことになるので、どちらかというと経営の黒字を軽視する傾向に当時の理事会はあった。そのため診療所でも経営規模の割に人員が多く、以前に柴田さんがいた診療所では職員が約20名いたのに対し、近くの開業医では本人と奥さんと手伝い1人で、生協の診療所とほぼ同じ患者さんを診ていた。そこで柴田さんは、部門別に原価計算をしてもらい、どこから自分の給与をもらっているのか明らかにし、経営の自覚を全職員にしてもらった。すると1年後には黒字になった経験がある。

柴田さんは次々に経営の改革を進め、その1つが健康診断の強化であった。一般の医療機関は4月から健康診断の対応を進めるが、南医療生協では毎年6月に総代会を終え、7月から方針を議論して健康診断に取り組むため、いつも秋からになっていた。それを4月から対応するように変え、経営の改善にも貢献した。言葉を選びながら、長身の柴田さんは日々の仕事の大切さを語ってくれた。

「健康診断によって、自覚しない病気を発見するものですから、病院や診療所にやってくる方は確実に増えましたね。中小企業の健康診断では、会社トータルでタバコの吸い過ぎやお酒の飲み過ぎなどの指摘をし、社長以下の皆さんに喜んでもらったこともありますよ。

生協で働く人は、日々の仕事を通しての社会貢献が一番重要です。そのことに私はこだわってきたし、これからもそうするつもりです」

2001年に柴田さんは理事長になり、2010年の新病院のオープンに向け、「私どもは医療・介護・福祉・健康づくりの〝事業を通じて〟、皆様との協同を目指しています」とのタイトルで、以下のあいさつ文を出した。

「個室率を50％に引き上げるとともに、救急部門、緩和ケア病棟、透析部門、検査センターなどを大きく拡充いたしました。また旧病院の２・５倍に広がった敷地を利用して、大学関係者のご協力の下に、メディカル・フィットネス・クラブを新たに開設するとともに、レストラン、ベーカリー、保育園、助産所も併設し、各方面の事業者の皆様との協同事業にもとりくみを始めております。（略）私どもは医療事業の側面から、地域社会に少しでもお役に立てればと念じております」

理事長としての重責をこなしつつ柴田さんは、『マクギーの身体診断学』を翻訳出版し、専門の血液疾患や糖尿病の診察にも対応している。引き続き、経営の改革・患者の権利・研修医の教育の３Ｋを前進させていくことだろう。

要求追求から要求実現へ

毎日の暮らしの中には、健康や介護や子育てなどで困りごとはたくさんあるが、近所の知恵と力を集めることができれば、だいたいのことは解決できる。そこで南医療生協では、「なんでもあり相談よってって運動」を２００６年から始めた。ちょっとした困りごとや悩みごともあれば、どうしたらいいかわからない難しい問題を、南医療生協らしく協同で支え合って助け合う運動である。相談したい内容を専用の「相談シート」に記入し、近くの支部や事業所へ相談者が持参すると、内容によって組合員や職員で対応することもあれば、専門家へつなぐこともある。そ

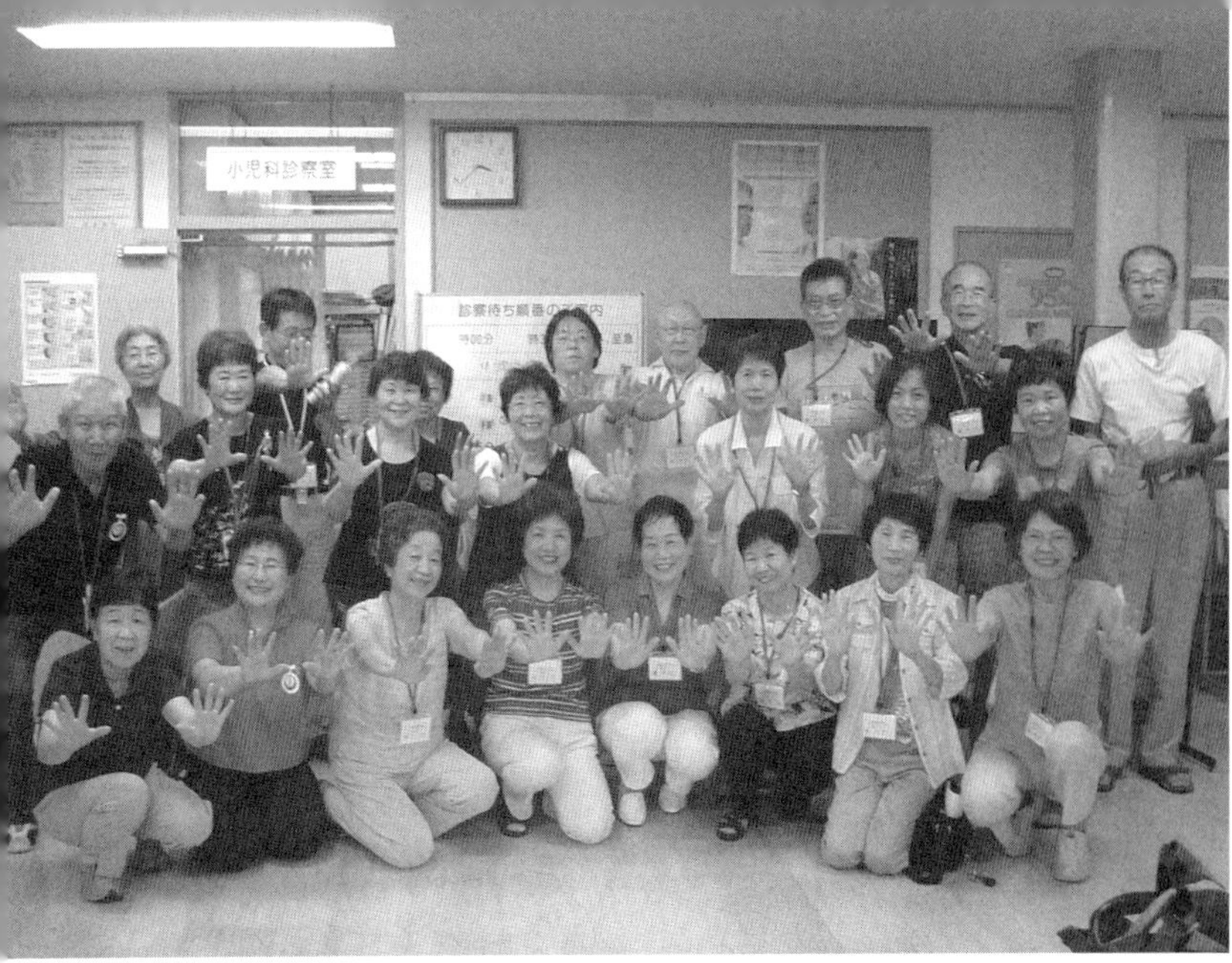

○よってって養成講座

の内容は、医療受診・介護・健診健康づくり・生活困窮等・医療福祉の制度・生活一般・子育て・専門家の紹介・趣味仲間づくり・その他に分類されるから多様である。

常務理事の伊藤進さんが、この運動の必要性を強調していた。

「それまでも組合員からの相談は受けていましたが、ただ待っているだけの状態でしたね。ところが社会は待っていなくて、自殺も孤独死もそれぞれ毎年3万人をこえ、引きこもりは70万人にもなって、ますます深刻化していますよ。

そんな困っている人に道端で声を掛け、無理なく改善につなげることは、いくらでもできますよ。どうしたらいいのか、本人と一緒になって悩み考えることですね。そのための仕組みやガイドブックも作り、進捗状況を管理できるようにしました」

事例として伊藤さんが話してくれたのは、「たから診療所」の近くで、放置した車の中で暮らしていた3人のケースである。親身になって相談し、実家に帰る人や年金を受け取るようになった人もいれば、他の1人は新聞配達をして暮らすようになった。

こうした生協での活動を通して、伊藤さんは人生観が大きく変わったと言う。

「28歳まで労働組合の青年部長だった私は、定年までずっと組合運動をし、労働条件改善のため大声を出しつつ机を叩く要求追求型そのものでした。でも定年の頃にふと後ろを見ると、誰もついて来ていないことに気付き、自分の人生は、いったい何だったのかと落ち込みましたよ。

南医療生協では、2000年頃から『お願い理事』は『実現する理事』へ変わり、要求追求型の派手さはない要求実現型は、軟弱だと私は当初思いましたね。でも地域社会をよりよくするためには、要求を誰かにお願いするのでなく、自分たちで力を合わせて実現することがまず大切で、これだと仲間がたくさんできます。

今でも上からしか物事を見なくて要求追求型から抜け出すこともできず、他人に期待して自ら知恵を出さない人が、残念ながらまだたくさんいますよ」

皆で協同して可能なことから実践し実現していくことが、地域づくりや生協の事業経営や運動にとっても、また人生にとって大切なことだと、伊藤さんは自らの体験からしっかりと強調していた。

16　組織風土や人づくり

人に寄り添う組織風土と人材づくり

組織の維持や発展のためには、それを支える人材の育成が永遠に続く課題であり、南医療生協にとっても同じである。地域社会や人々の暮らしが変化し、そうした動きをタイムリーに把握して組織で議論し、必要な対応を講ずることの繰り返しであり、必ずそこには人が介在する。事業規模が大きくなり最新の機器による近代化を進めても、システムや機器を動かすのは人間だから、最終的には内部で支える人材が決め手となる。

そのため協同組合の理念を理解し、主体的に実践する組合員と職員を育む組織風土と人材づくりが必要不可欠である。

こうした組織風土と人材づくりのため南医療生協では、第1に各自の実践から学ぶため交流の場づくりと、第2には講座などによる教育体系の仕組みを創ってきた。

第1の実践を交流する場では、例えば組合員の運営委員が約200名参加する合宿研修会において、誰かの話を聞くだけでなく10の分散会をつくり、きめ細かな議論ができるようにしている。毎月のように百数十名の組合員や職員などが集まった千人会議も同じ工夫をし、分散会で活発な意見交換をしていたし、支部長や班長の各研修会も同じく分散会を設けている。

また職員だけでも実践を交流し、事業所単位で場をつくることもあれば、看護と介護で毎年開催する実践交流会もあり、それは冊子『来《こ》し方』に記録し、参加できなかった人にも届ける配慮をしている。

第2の教育体系では、まず組合員を対象にした養成講座を以下のように細かく整えている。

ヘルスアップサポーター：健康づくりの運動分野で正しく指導できる組合員を多数育成し、地域の健康づくりの輪を広げることが目的である。そのためC級（ストレッチ）、B級（セラバンド）、A級（バランスボール）、S級（総合理論編）、食のサポーター、歯のサポーター、ウォーキングサポーター、禁煙サポーターの各講座を、有料で認定制にしている。

健康チェックサポーター：血圧や尿や咬合力などの正しい健康チェックの方法を学び、地域で健康チェックのできる組合員を養成する。

健診サポーター：健康づくりのスタートとしての健診を語り、健診制度や自治体の助成制度を

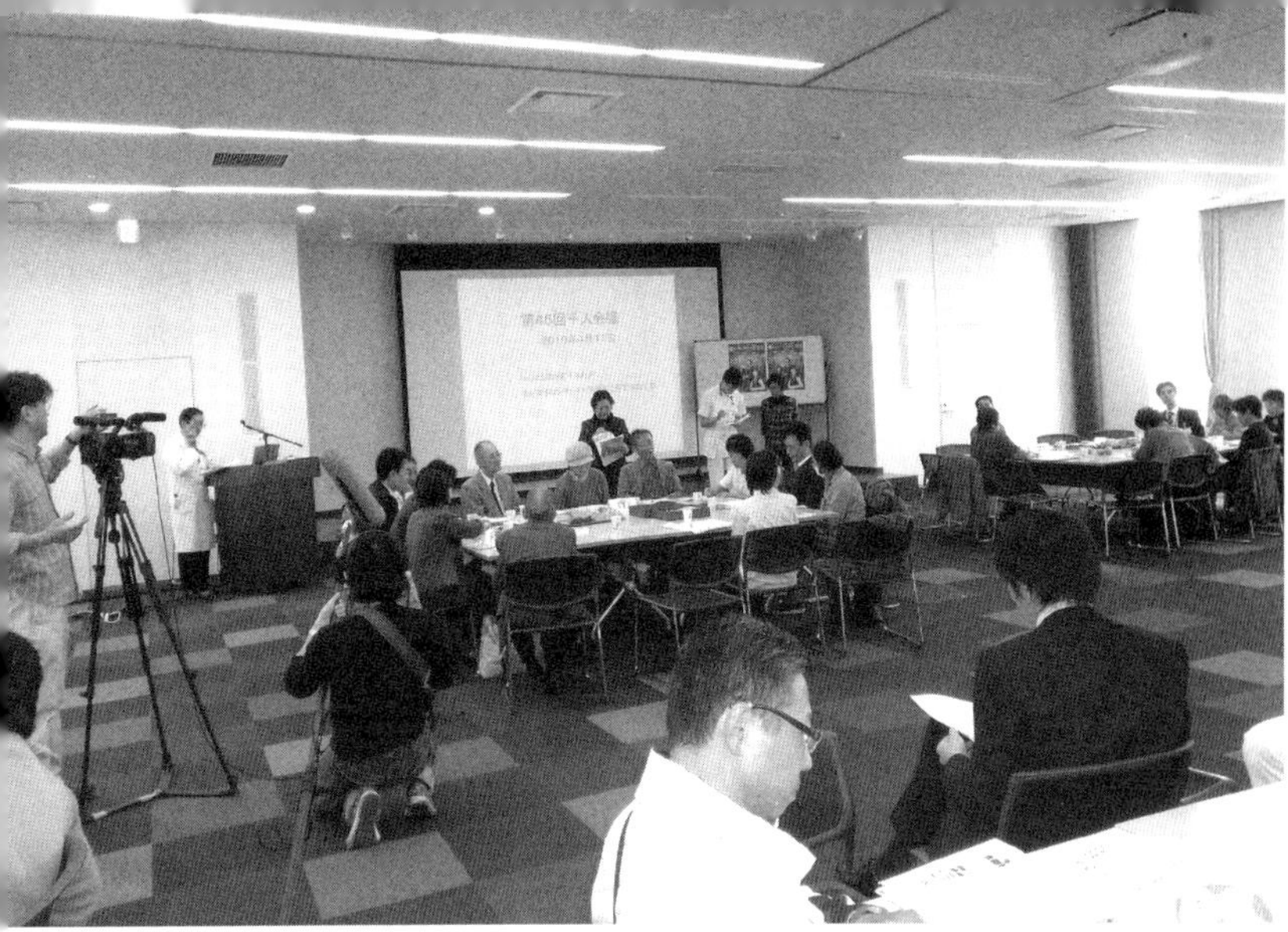

○分散会を大切にした千人会議

活用し健診の普及ができる組合員を養成する。

よってって相談サポーター：暮らしの場面で気軽に相談を受けることのできる組合員を育成し、助け合いや支え合いで解決しながら、専門職の力が必要なときは、事業所へつなげる仕組みで暮らしを応援する輪を広げる。

介護福祉関連：2級ヘルパー養成、オレンジリング取得の認知症サポーター養成、ボランティア学校

子育て支援関連：のびすくサポーター養成、のびすく講座

こうして組合員の興味や関心に応じて、各種の講座を設けて運用している。

職員向けには、1994年に教育プログラムを作成し、体系だった教育を始めた。また2007年には「みんなで育ちあおまい総合プラン」である人事制度大綱を決め、基本方針で示した「人間性ゆたか

な医療生協人を育成し、風通しのよい職場を作ることにより、組合員満足度を継続的に高め」ることを強めている。

また研修医向けには、後で詳しく触れるユニークなスバル・プロジェクトがあり、何と組合員が研修医の成長に一役買って成果をあげている。

このようなとりくみをしている南医療生協で、患者に寄り添うどのような人材が育っているのだろうか。

五感の診療で患者に寄り添う

1977年に南医療生協で働くようになり、最初の患者さんからクレームを言われて、ショックを受けた南生協病院の院長の喜多村敬《きたむらけい》さん（61歳）であったが、持ち前の粘り強さで診察や往診を続け、組合員からの信頼を得てきた。病気の裏にある暮らしに注目する意義を、喜多村さんは強調していた。

「往診では、病院の中で学ぶことのできない現実をいくつも知ることができましたよ。家を訪ねて行くと、玄関は南向きですが、病人は北向きの小さな部屋で、小便の垂れ流し状態で横になっていることもありました。看護師が、スリッパを履かないと入ることができないと言っていた意味を理解したものです。貧しいことが、どんなものかよくわかりましたね。

軽自動車でも入れない路地を通って、ある人の往診に行きました。部屋には強い西日が当たり、そこに高齢者が寝ていて心配しましたが、数日後に熱中症で入院しましたよ。診察のとき、その人の暮らしにも注意するようになりましたね」

喜多村さんのこだわる五感を大切にした診療である。柴田理事長の呼び掛けで始まった『マクギーの身体診断学』の訳本が２００４年に完成し、その巻頭言に喜多村さんは以下のように触れている。

「南医療生協は、①社会的水準の医療、②不必要なことは行なわない、③納得と同意に基づいている、④地域社会に支え合い助け合いのネットワークがあることの４項目を実践し、最終的に患者の満足度が高いことを良い医療と定義しています。そのためには患者の訴えを聞き、五感を使って身体所見をとることは非常に大切なことです」

五感を研ぎ澄ますためにも喜多村さんは、いつも体を動かすように心がけ、時間を作ってはランニングや登山などで汗を流している。南医療生協の知多支部にある山登りの同好会「山楽会」にも所属し、会員と一緒に登山を楽しんでいる。もちろん南生協病院に併設となったフィットネス・クラブｗｉｓｈには、柴田理事長と同じく時間があると通っていると話してくれた。

「私は新病院の建設の議論で、健診コーナーを増やすのはいいけど、フィットネスやオーガニックレストランやパン屋や多世代交流館を、どうして入れるのか理解できずに懐疑的だったんですよ。でも皆で決めて造ってみると、これがとってもいいので、レストランやパン屋にはよく食べに行きます。

wishの会員にすぐなって、週に2、3回は通っていますから、医師の中でも多いほうですよ。走って汗をかくと、嫌なこともコロッと忘れるので、いい気分転換にもなりますね。患者さんも誘って6、7名がメンバーになっていますので、wishで一緒に汗を流すこともありますね。そのときにいろいろ相談されたりしますので、第2の診察室にもなっていますよ」

気さくな喜多村さんは、新しい病院のオープンに際してのあいさつ文で、「夢いっぱいの『おもちゃ箱』のような新南生協病院」の完成を喜びつつ、「新しい事業を起こす事より、その事業を維持・発展させることの方がもっと難しい」との中国の諺《ことわざ》を引用し、院長としての決意を述べている。

六つ星の医師を

南医療生協ではこれからの医師像として、WHOが提唱した5つの星に、1つ加えた6つの星をめざし、六連星《むつらぼし》の昴《すばる》と「チーム医療をめざし一つにまとまる意としての統《す》ばる」から、スバル・プロジェクトと名付けて2003年度に発足させた。WHOの提言した5つの星とは、保健や予防も含めた質の高い医療、コミュニケーション能力、適切な診断・治療ができる、医療のマネジメント能力、そして地域社会のリーダーシップのそれぞれに優れた医師で、加える1つの星とは、医療生協を理解して地域の暮らしづくりや健康づくりの要求に応えることである。こうして地域の健康づくりに貢献できる医師になることを目標にし、研修医が2年間で修得するプログラムである。

その専任医師の棚橋《たなはし》千里《ちさと》さん（42歳）は、地域を大切にする医師の重要性を語ってくれた。

「医療生協の医師として成長するには、もちろんこの研修だけでは足りませんが、初期研修で身に付ける姿勢としては充分です。地域を大切にできる医師になるには、社会保障や医療情勢を学習すると同時に、自分が何をすべきか考えることも重要です。患者さんの社会的背景に注目する基盤となり、研修中だけでなく生涯に渡って学ぶ姿勢が必要とされます。

どんな形でもいいので目の前の患者さんへの思いと同じように、地域で生活している人への配慮も重視する医師になってほしいと、研修のオリエンテーションでいつも私は強調しています」

地域の人々の健康を守ることも、医師の重要な使命であることを認識し、地域へ出かけて人々と交流し、より実践的な健康活動をアドバイスできるようにし、関わる知識や態度や技能のカリキュラムを組み、実践した後で評価を加えている。

こうしたスバル・プロジェクトで育った若い医師が、南医療生協の中で少しずつ増え、棚橋さんたちとさらなる大切な役割を担いつつある。

スバルをめざし

南生協病院の整形外科医として働いている金野《こんの》恵美さん（32歳）は、スバル・プロジェクトで研修した一人である。２００５年に研修医となり、スバル・プロジェクトで地域を決めるとき、若い40歳代の人が多く、また病院から離れて生協の施設はないのに、どうして組合員になっているのか興味があり、病院から遠い安城《あんじょう》市にした。班長の鈴木久香さんからの、「事業所はなくても、楽しく元気にやっているパワーはすごいので、ぜひ来てください」とのメッセージも効果があった。

金野さんが班会を緊張して訪ねると、10名ほどの組合員が手作りの歓迎会を開いてくれた。組合員が地域で医者を育てるとはどういうことなのかよくわからず、当初は双方でとまどったが、自己紹介をする中で互いの気持ちはほぐれていった。

金野さんは班会で元気をもらったと話してくれた。

「班会では、骨粗しょう症や腰痛など、健康や医療について組合員さんの興味あるテーマで説明してから、健康相談やチェックをしていました。組合員さんがお茶や手作りのお菓子を持ってきてくれて、楽しく進めることができましたね。一人目の出産時に私は長期の入院をし、そのとき鈴木さんがお見舞いに来てくれ、うれしくて涙が出たほどです。子連れで班会に出ると、私が話しているときは組合員さんが子どもをあやしてくれ、それは二人目のときも同じで、子連れでも安心して班会に参加できました。さらに『おばばがたくさん居ます』とみなさんが言ってくれ、私に元気をくれるんですよ。

治療が上手くいかず、救急処置で手間取るとか、診察しても原因不明が半分ほどもあり、病院ではよく落ち込みます。それが班会では、母親のような組合員さんが何人もいて、優しく励ましてくれるので私はまた笑顔でがんばることができました」

スバル・プロジェクトでは、本音での付き合い方などで人間性を養うことも大切にしている。

愛知民医連の奨学生だった金野さんは、学習会で協同組織の理論について教わり、協同の力に憧れて協同組織の偉大さを頭では理解していた。しかし、具体的にどうすればいいのかわからなかった。班会で組合員と本音で付き合い、医師としての自信が付いてきた。２０１０年８月より南生協病院で骨粗しょう症外来が始まり、スバル・プロジェクトで学んだ人と人のつながりを大切にしつつ、生協のスタッフの一員として金野さんは元気に働いている。

楽しくなければ生協じゃない

刈谷市に長年住む常務理事の今尾美恵さんは、病院づくりに素人が参加できるのは、一生に一度あるかないかのチャンスだと喜んだ。千人会議の中で、母子・子育て支援病院づくりのファミリーサポートとして「母子医療・保健」と、介護と福祉のネットワークをすすめる「介護・福祉」の2つのゾーンの議論に、「楽しまないと生協でない」という気持ちで参加した。

その人らしいお産を応援するため助産所の見学もし、「お産は特別のことでなく、日常の中のごく自然なこと」との説明を受け、母親の産みたい気持ちと、赤ちゃんの産まれたい気持ちを大切にしている姿を見た。話し合いを重ねた結果、基本方針は「みんなで応援します、その人らしいお産」、「健康に育ち合います、親も子も」「結びます、組合員と地域ネットワーク」とした。地域での支えが重要だと今尾さんは話してくれた。

「働いているお母さんは家と職場の行き来だけで、地域がわからない方もいます。出産や子育てなどで不安はいくつもあります。親身になって相談に乗るため出産の経験のある組合員で、子育て支援サポーターの『おたすけマン』をつくりました。養成講座を開き、おたすけマンの役割や子育て事情について交流もしました。いずれは人数を増やし、登録を地域の隅々まで広げ、赤ちゃんが産まれたら、『あなたのおたすけマンは、この人たちよ』と言える地域団らんの街にしたいですね」

介護福祉委員長でもある今尾さんは、200人ものボランティアと一緒に「生協ゆうゆう村」開設のイベントをしたときも、これまでになく充実したと話してくれた。

「介護福祉施設を造ることは、自分の父や母に新しい部屋を1つ造る感覚で、自分もそこで生活できたらいいなと思えるものにしましょうと、皆で話し合いました。知らない人の力を見る

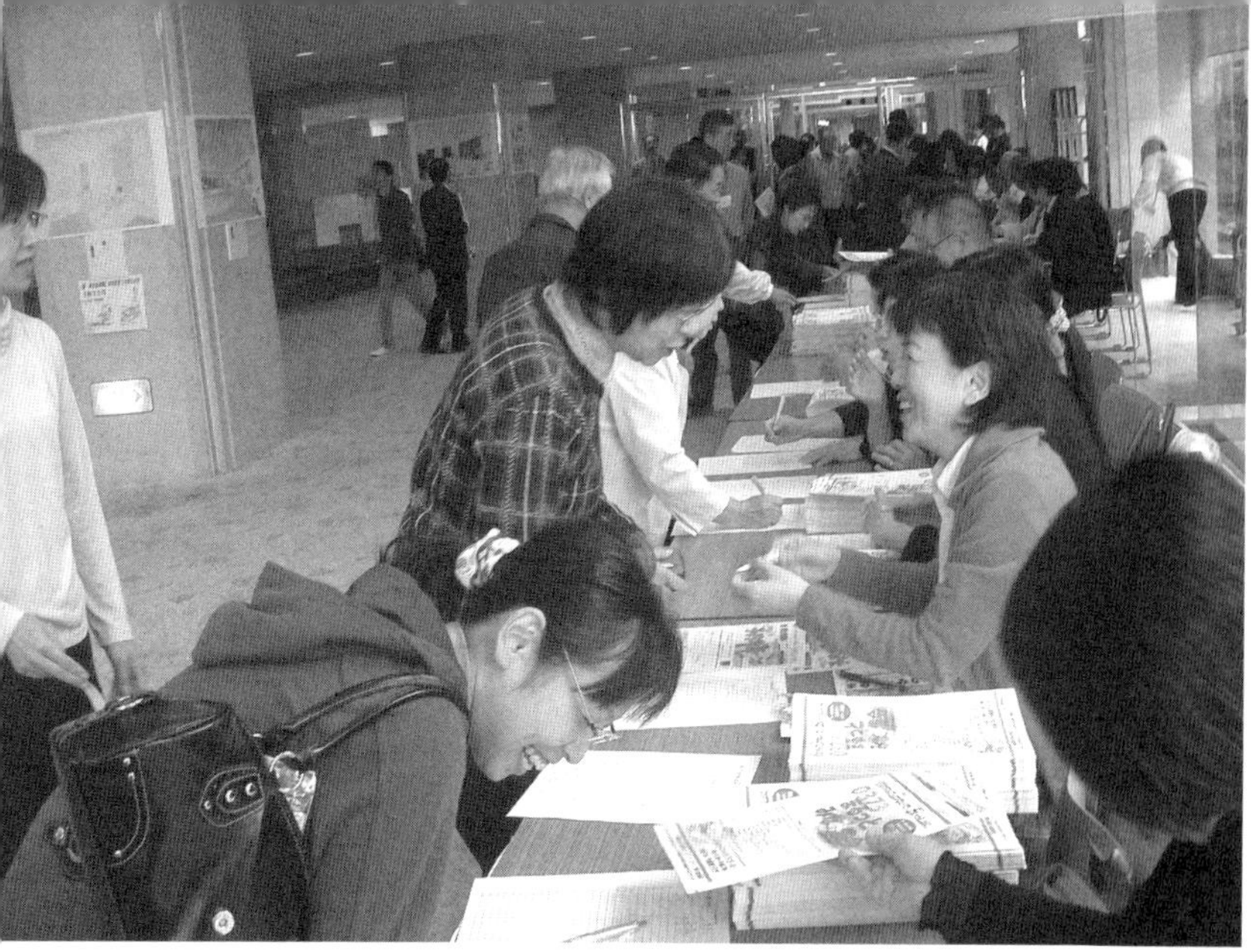

○新病院づくり・まるっとみなみ集会

と、私はうれしくなりますね。これまで地域で関わったどこの団体よりも、南医療生協は民主的で、すべての物事は1から議論し、知恵を出し合い積み重ねてきました。何よりも私が大切にされていると実感できるので感激します。

そんな私を見たある友人は、『とても輝いていたよ』と言ってくれたことがありました」

今尾さんの楽しい生協づくりがどこまでも続く。

あきらめない看護

2008年の定年まで南医療生協で看護師として勤め、その後も嘱託で働いている服部和枝さん（63歳）は、患者の立場で看護してきたことを話してくれた。

「麻酔をされるときは、これからどうなるのか誰も不安です。そこで患者様の好きな音楽を聴きながらとか、子どもには手術の前に紙芝居を見せたこともあります。手術着で麻酔用のマスクを持って訪問し、オモチャのように触れてもらって親しんでもらい、またはマスクにバニラエッセンスを塗る工夫もしました。その結果、麻酔のとき泣き叫ぶ子どもが減りましたね」

服部さんたちが、患者に寄り添う看護をめざしたからできたことである。今も手術や麻酔のときに、患者さんが好きな音楽を聴いてリラックスするようにと、ＣＤやテープの持込みを勧めている。また看護師の担当地域を決めて班会に出たことも画期的で、時間はかかるが地域別にカルテを管理し、生活と労働の場で疾病を捉えたことも南医療生協ならではのことで、地域医療を進めるためにも有意義だった。

南医療生協での服部さんは、手術室の担当から複数の診療所を廻り、また病院に戻ってからは小児科を経て、１９９８年には高齢者事業室に配属となった。そこではヘルパーやケアマネージャーを養成し、地域の高齢化に向けた人材を育てた。今は南生協病院の役割をさらに発揮するための相談連携室で、患者が病院に来る前にかかわっている開業医や老人施設などとの前方連携や、退院した後で帰宅できない方の後方連携などにたずさわっている。誰でも住み慣れた家で最期まで過ごすことが一番よくて、一人住まいの高齢者もそうである。そこでケアマネージャーと退院支援看護師とケースワーカーが、一つの部屋で協力して各自に合った対策を講じている。

定年後も服部さんは、生協人らしく患者に寄り添い、どこまでもあきらめない看護のあり方を今も追求している。

高齢者が笑顔の介護

南医療生協のヘルパーステーション「わたぼうし」で、管理職の前野美奈子さん（37歳）は、24歳の時に大好きだった祖母が入院し、好物のプリンを買って訪ねた。相部屋の病室に入ると、祖母を含めて全員が手足をベッドに縛り付けられた姿を見て、驚いた前野さんは悲しくもなった。

もっとショックだったのは、せっかくのプリンをナースから、「かってに持ってこないで！」と怒られ、祖母に渡せなかったことである。その強烈な印象が残り、何か他にケアの方法があるのではと思い、介護の仕事に関心を持つようになった。

ヘルパー2級の講習会を受け、資格を取って週の2、3日をヘルパーとして働くようになった。食事や入浴などの介助をし、利用者から「ありがとう」と感謝され、その一言で前野さんは介護の仕事にますます働き甲斐を感じていった。いくつもの介護の中から、地域の組合員との協同で印象的な事例を前野さんが話してくれた。

「70歳代後半の認知症のある独居男性で、糖尿病のインシュリンの注射を訪問看護でしていました。その方は空腹感で不安になると徘徊や被害妄想が出て、自分で電話して警察官を何度も呼んでいました。そのため私たちが一日に2回の訪問介護し、見守りだけでなく朝食と昼食のお世話もしました。近所からは、『うろうろしていて、もし倒れたらどうするの?』と、心配と同時に苦情の声もありました。そんな時に地域の組合員さんが、認知症サポーター養成講座を開催し、近くに住む数十人が集まってくれました。おかげで地域の方の、認知症に対する理解と協力が得られるようになりうれしかったですね」

その男性が外出すると、道で会った人が優しく声をかけ、時には町内会の掃除に誘ったり、寒い日には上着を羽織るように教え、日が暮れると家へ帰るように促す人もいた。ある若い母親は、子どもと一緒に笑顔でその男性を散歩させてくれた。

こうしてその高齢者は、退院した頃は不安で顔がこわばっていたが、いつも来る看護師やヘルパーを見て、誰なのか理解はできないようだが、ホッとして笑顔を見せるようになった。医療と介護と地域がつながった結果で、これこそが南医療生協の素晴らしさだと前野さんは実感した。

たとえ認知症のある高齢者でも、安心して笑顔で暮らす介護が、前野さんたちの手でさらに拡がっていくことだろう。

おわりに

17 「協同っていいよ！」

南医療生協はロマンそのもの

南医療生協の50年間で成し得た実践と成果のいくつかを、医療・介護と福祉・健康づくり・地域づくり、そして生協づくりのテーマに沿ってながめてきた。もちろん残された課題はいくつもあるが、よくぞここまで発展してきたとあらためて驚く。50年前の設立に関わった古い組合員さんたちが、当時に比べると「まるで夢のようです」と話していたのは、決して誇張ではない。わずか7坪の古い小屋の診療所から、５５００坪で7階建ての見上げるような大病院に発展している。

柴田理事長は、南医療生協そのものがロマンであるとして次のように話していた。

「私が子どもの頃は多くの人々が貧しくて、医療機関にかかることは容易なことではありませんでしたよ。それが南医療生協では、大きな新しい総合病院と、他に1つの病院や7つの診療所を持ち、6万人をこえる組合員が安心して利用できるようになっています。わずか半世紀の間に、皆の力でこれだけの変革を実現することができたわけですから、南医療生協がロマンそのものので、歴史的な意義を自覚することが大切ですね」

物事を捉えるときに、歴史という長いスパンで観ることは大きな意味がある。この南医療生協50年のとりくみからのメッセージを私なりにまとめてみたい。

協同組合の原点

これまで見てきた南医療生協の実践では、「協同を何よりも大切にしてきた」ことが大きな特徴である。

協同の関係は、生協の中では組合員と組合員もあれば組合員と職員もあるし、生協の外の行政や市民団体などともある。また、現在の組合員に限定せず、将来の組合員である一般の人にも積極的に手を差し伸べている。さらには亡くなった方を忘れることなく、故人との協同を大切にしているケースもあり、ラテン語では「Memento mori《メメントモリ》」（死を記憶せよ）と表現し、わが国には

「念死」という概念があり、死を強く意識することによってより豊かな生を全うする考えにもつながっている。

こうした協同は、人類の歴史が始まった頃から形を変えて続いてきた英知でもある。いがみ合って奪い合うよりも、協同して助け合うことのほうが、人間らしい暮らしをすることができることを人々は経験から学んできた。厳しい自然環境の中で食糧を確保して生存するためには、農村であれ山村であれ漁村であれ、家族や集落で助け合う協同が必要不可欠であった。

こうした協同は人と人の間だけでなく、概念を広げれば人と自然や人と文化などにおいても成立し、協同の考えが紹介されるとき、「一人は万人のために、万人は一人のため」の言葉がよく使われる。

南医療生協の成瀬幸雄専務理事は、このフレーズの訳し方に疑問を呈する。一人の人間が、顔も知らない万人のために動くことは無理な話だと言うのだ。身近な一人ひとりのためであれば努力することもできるので、「一人は一人ひとりのために　一人ひとりは一人のために」と訳すべきと言う。協同をより実践的に、現場で捉える視点として重要な指摘だろう。

保険会社なども、互いに助け合うスローガンとしてよく使うが、もともと古代ゲルマン民族が使っていた諺《ことわざ》で、ドイツ語ではEiner《アイナー》 für《ヒーレ》 Alle《アレ》, Alle《アレ》 für《ヒーレ》 Einer《アイナー》（英語ではone《ワン》 for《フォー》 all《オール》, all《オール》 for《フォー》 one《ワン》）である。

ところでこの標語を今も使っているのは、ヨーロッパのラグビーやサッカーなどの選手たちで、試合の前に大きな声で唱えるチームがある。万人のためでなく、チームを構成するメンバーの一人ひとりのためであり、顔の見える仲間のためである。

しかし、Einer《アイナー》を一人と訳すのは少し直訳すぎるのではないだろうか。実行する主体である私と対象の関係を明確にすることが重要であり、「私は仲間のために　仲間は私のために」とすると、より正確な表現になると考えるがいかがだろうか。

こうした協同を仲間（組合員）と一緒に事業化して共益を実現するのが協同組合であり、資本の論理で私益のため動く会社や、住民のため公益を守る行政機関などとは理念が異なる。

南医療生協では、医療・介護と福祉・健康づくりで生協らしい品質を確保し向上させるために、各事業所利用委員会では医療者たち専門職に対し、組合員が積極的に意見を言い、また医療者たちは、病気や怪我だけでなく暮らしや地域も診る努力をしている。運動は組合員が中心で、経営は専従者が対応するスタイルの多い生協において、経営にも組合員が深く関わることを南医療生協は大切にしている。

組織部長の大野京子さんは、「誰と協同するのか？」「何を協同するのか？」を常に問い続けている。それは協同組合の哲学と表現してもよい。その上で協同組合の発展のためには、システムと教育が重要であると大野さんは強調している。たしかに１９９０年代からの南医療生協の改革は、哲学・システム・教育を大きな柱にして展開してきたといえる。

南医療生協の強さ

消費生活を事業として協同組合化した生協でも、協同することの重要性は変わらない。消費生活協同組合法の第1条の目的によれば、「国民の生活の安定と生活文化の向上」と明記されている。医療生協が対象とする生活とは、医療や介護や健康についてであり、施設の中だけで効果を上げるためには限界があり、南医療生協では「みんなちがってみんないい　ひとりひとりのいのち輝くまちづくり」をスローガンとし、自分たちの暮らしている地域を大切にしてきた。

その中で「生活の安定」とは、医療や介護などを受ける場のあることで、「生活文化の向上」とはより豊かな医療や介護などを意味している。前者をハードの形とすれば、後者はソフトの質と表現してもよいだろう。

協同組合や生協の原点にこだわる南医療生協は、いくつもの独自の工夫を展開し強さを発揮してきた。

第1が、組合員や職員の一人ひとりを大切にすることであり、それぞれの人格を認めて尊重し、言葉についても自分たちの気持ちを素直に表現することに努力してきた。

例えば2011年度のメインスローガンは、「あっちでも　こっちでも　ささえあい　たすけあい　地域だんらん　まちづくり」と日常の言葉でつづっている。組合員活動で掲げている「平

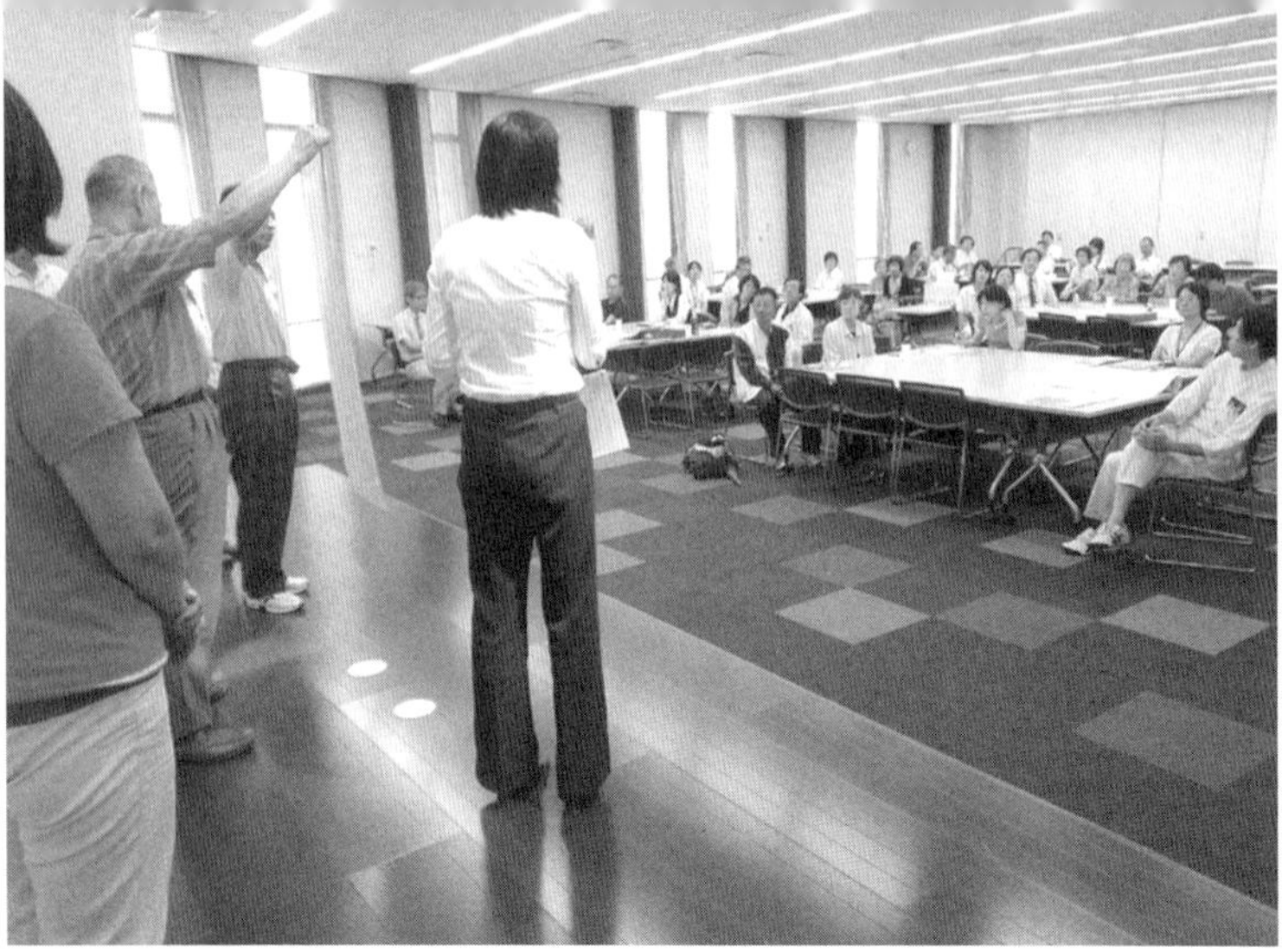

○6万人会議の分散会報告

ケン介ふくポトリのびすく相しょう（紹）運動」も独自の表現を工夫した結果で、「平和づくり運動」・「ケンケン（健康づくり）運動」・「いちぶついっかい（1ブロック1介護事業づくり）運動」・「いっぷく（1支部1福祉）運動」・「ポトリ（CO_2削減）運動」・のびすく（のびのびスクスク『のびすくパーク』1支部1子育てひろば）運動」・「よってって相談（なんでもあり相談よってって）運動」・「みな1000紹介（みんなで1000人職員紹介）運動」を意味している。

また、院内保育園を設けるなどして、職員の働きやすい職場環境づくりをすすめている。

生協や仲間から大切にされた個人は、まだ出し切れていない潜在的な力を発揮し、協同の輪をさらに拡げていくことに貢献する。

第2は、心と心をつなぐコミュニケーションの重視である。基礎単位である自由な話し合いができる班会や、「生協ゆうゆう村」を立ち上げるため2004年から毎月開催した百人会議もあれば、新しい南生協病院を作る千人会議は、2006年からスタートさせて毎回百数十名が集まっている。10のテーマに沿って旺盛な議論を繰り返して、病院や助産所、保育園、フィットネス・クラブなど多様な機能を満載した施設として、2010年のオープンを迎えた。

この千人会議は、毎月の定例公開の6万人会議に2010年から引き継がれ、次の50年に向けて、自治・参画・協同をさらに拡げる議論を深めている。

第3は、班会を基礎単位として活性化していることである。地域で組合員が3名以上集まり、年1回以上の班会を開催し、南医療生協の機関紙である「健康の友」を手配りし、班のまとめ役である班長を決めれば班とすることができる。その班を6班以上集めて一定の地域に200名以上の組合員がいて、かつ運営委員が3名以上いると支部となる。

こうした支部をまとめた支部運営委員会では、分担して支部内の班や準備班活動を支援し、相互の親睦や交流を促進して健康で明るいまちづくりを進め、支部の年間計画を話し合って決め実行している。

第4は、班や支部などで話し合った各自の願いを、生協の各事業やそれぞれの住んでいるまちづくりにつなげていることである。そこでは行政などに要求追求型として期待することはあっても、私の地域を要求実現型で主体的に解決することをより大切にしている。例えば南医療生協の運営に関わる各テーマ別に委員会が構成され、倫理委員会・みなみ模擬患者会・事業所別利用委員会・NST（栄養サポートチーム）委員会・褥瘡《じょくそう》委員会・RST（呼吸ケアサポートチーム）委員会・糖尿病疾患管理委員会・腎臓疾患委員会・医療安全管理室・感染委員会・患者会があり、組合員も参加して活動している。また同じ志をもった仲間と協同すれば、「地域まるごと健康づくり」や「あかるいまちづくり」もあれば、「地域だんらんまちづくり」を実現することにつながる。

第5には、こうしたこだわりの結果として健全な経営ができていることである。累積赤字を解消した1993年以降は、健全な経営の目安である経常剰余率1％前後を維持してきた。大きな投資をした2009年度や2010年度は当然のことながら厳しい数値となっているが、いずれ赤字を償却して黒字化になることが堅めに組んだ中期計画でも予想できる。

南医療生協の課題

こうした南医療生協の強さを今後とも発揮しつつも、いくつも課題を抱えている。日本社会が抱える問題がさらに深刻化する事態に、生協が責任を持つ領域でその解決を迫られるのは当然だろう。

第1に、格差社会の拡大に対応するさらなる生活支援である。厳しい年金暮らしの高齢者などがさらに増える中で、南医療生協が工夫した今の料金でも、利用できなくなる組合員が増えるだろう。初期投資などのイニシャルコストをさらに下げ、ボランティアなどの協力によってランニングコストをより少なくすることも一つである。助け合いを促す共済事業の展開や、地域通貨などを使い貨幣に依存しない介護や福祉の助け合いシステムを構築することもテーマになるだろう。

また資産管理や葬祭事業などで、生協らしく組合員を主体にした新たな事業展開も求められてくる。「おかげさま　みなみ」のように高齢者の働く場をより拡げることや、さらには障害者中心の職場づくりも可能ではないだろうか。

第2に、地域に根ざした人材育成が重要で、とりわけ職員づくりである。住居を定めている組合員は、その地域を少しでも良くして暮らしやすくするために生き甲斐をかける。それに比べると職員は、生協の都合で職場や役目は移動するし、かつ仕事時間の範囲で地域に接していることも大半であり、組合員ほど地域へコミットすることはむずかしい。組合員と同じ情熱を地域づくりに注ぐことは困難もあるだろうが、協同して限りなく組合員のレベルに近づけることが大切である。そこで職場や自宅のある地域での班会へ主体的に参加するなどし、自らも組合員の一人として運動に参画していくことである。

また規模が大きくなるにつれて、組合員の間でも主体性に差が出てくることも当然であり、これを自立した組合員集団へ全体として引き上げ、要求実現型の体質をさらに拡げることも大切である。

第3に、他の団体や会社などとの連携の強化である。単独でいくら努力しても、カバーできない領域は当然ながらいくつもあり、そこは他の専門組織との協力で対応していくことが望ましい。すでに生協間協同で連携を進め、一般社団法人「協働・夢プロジェクト」がそうで、南医療生協と大学生協東海事業連合と地域生協のコープあいち（当時は名古屋勤労者市民生協）の3生協が協同し、「協同組合の提携による健康で安心してくらせるまちづくりを支援し、もって地域福祉（相互扶助）と生活文化の向上に資する」として2010年2月に立ち上げた。

「協働・夢プロジェクト」の定款は、その目的をつぎのように定めている。

- ●健康で安心してくらせるまちづくりに関する調査・研究・情報提供の事業
- ●市民と協同して地域福祉と相互扶助を支える人材の育成と研修の事業
- ●協同組合間の提携と各協同組合事業の発展に資する事業
- ●地域福祉と生活文化の向上、及び健康の増進に資する事業

この「協働・夢プロジェクト」は、2010年春に南生協病院の1階にコーヒーショップ、コンビニエンスストア、レストランをオープンし、病院の利用者の利便性をはかり、また組合員の交流などの場として活用されており、さらにまちづくりや人材確保などで役割を発揮することができる。まちづくりを進めるためには、JAなど他の協同組合や行政や市民団体などとの協同がさらに求められている。

これまでのように協同を大切にした取り組みを継続すれば、こうした諸課題でも成果を上げ、

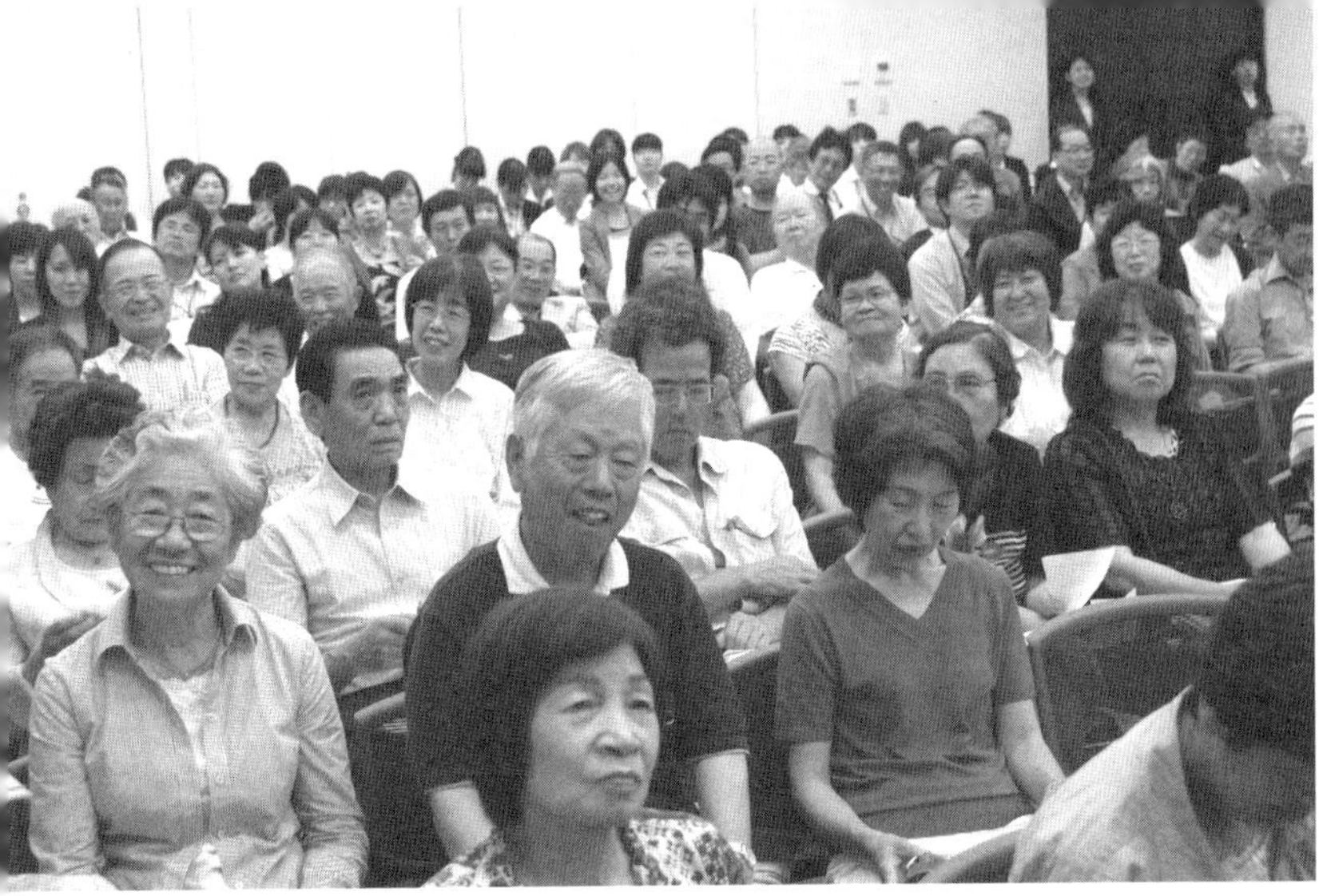
○総代会での笑顔

南医療生協のめざすまちづくりに一歩ずつ貢献することだろう。

「協同っていいよ！」

南医療生協の50年の歴史は、「協同っていいかも？」との呼び掛けに、組合員や地域が「協同っていいよ！」と実践で応えてきた事例集であり、協同の大切さを半世紀かけ実証してきたともいえる。

マスコミなどには、格差社会や無縁社会の文字が氾濫し、さらには人的つながりの極めて少ない人を指す「孤族」などの新しい言葉が使われている。１９９７年から続く3万人をこえるわが国での自殺者の多さは、こうした言葉の出てくる残念な背景の1つであろう。しかし、それらは人間の作った社会のゆがみであり、協同こそが解決の糸口となる。

２０１２年は、国連の定める国際協同組合年でもあり、国際的に協同組合の理念や実践を普及し、より良い社会につなげることが期待されている。このため学者や研究者などによる協同組合論の議論が活発になると思うが、「あるべき論」で理論から展開すると同時に、南医療生協のような実践から何が普遍化できるのか、現場から検証することも重要だろう。

少なくとも「一人は万人のために」といった抽象論だけでなく、南医療生協で展開されている顔の見える「一人ひとりのために」との捉え方は、時代や社会に貢献する協同組合論や生協論にとっても有意義である。

２０１１年3月11日に発生した東日本大震災は、人々や日本社会に大きく深い傷跡を残した。地震や津波だけでも１０００年に1度とも言われるほど甚大な天災に、さらに放射能汚染という世界史上にとっても前例のない人災が加わり、復旧・復興にどれくらいの年月と労力がかかるのか不明である。地震や津波からの復旧が苦労して進んだ地域でも、拡散する放射能汚染によって、台無しになってしまう危険性すらある。

それでも私たちは困難を乗り越えて生きていかなくてはならないし、そこでは協同した組織が役割を発揮する。医療福祉生協、地域生協、共済生協、大学生協、学校生協、高齢者生協などと、各種の生協があれば、農業や漁業や森林などでいくつもの協同組合が活動している。そうしたマスメリットを追求した各種協同組合も利用しつつ、南医療生協の生きた班会のように、暮らしている地域における小さな協同を大切にしたとりくみを無数につくっていくことで、復旧・復興に貢献することができるだろう。
私と一人ひとりの仲間との協同を大切にする生協や協同組合は、大変な社会からこれまで以上に強く求められている。

◎**南医療生協の連絡先**

南医療生活協同組合

〒459-8001

愛知県名古屋市緑区大高町字平子36

（総合病院 南生協病院内）

電話番号　052-625-0620

ＦＡＸ　052-625-0621

ホームページ　http://www.minami.or.jp/

あとがきにかえて

南医療生協をはじめて私が訪ねたのは、2008年のことであった。当時働いていた生協総合研究所で、月刊の研究誌『生活協同組合研究』においてシリーズ「協同の実践」を担当し、毎月のように元気な活動を展開している各地の生協へ出かけ、協同組合らしく工夫している様子を楽しく取材し原稿にまとめていた。

旧南生協病院の横にあった事務所を訪ね、大野京子組織部長に会い、そこで伊藤進常務理事と中村八重子常務理事からパワーポイントを使っての詳しい説明を受けた。独自のレジメとパワーポイントを使い、次々と3人から丁寧な説明があった。その内容が、組合員を中心にした生協らしい運営をきちんとしていたので私は感激した。いくつかの施設を見せてもらい、工事中の「生協のんびり村」も訪ね、組合員の力でここまでできるのかとすっかりうれしくなったものだ。

2度目は、2009年の「生協のんびり村」の開村式である。春のうららかな陽気の中で、参加した一人ひとりの明るい顔が印象的であった。

2010年春に定年となった私は、自由に時間を使うことができるようになり、もっと南医療生協を知りたいと願い、自費で頻繁に東京から名古屋を訪ねるようになった。毎回のように新しい出会いや発見があり、その都度ワクワクしたものだ。

いろいろな方に会っていると100名をこえ、いつの間にかメモした大学ノートは4冊も終わりになっていた。その中から、紙面の関係もあって約半数の50名に今回は登場していただいた。一人ひとりがいくつものドラマやこだわりをもち、一冊の本にすることのできるほどのおもしろい内容を持っている方が何人もいて、どこに的を当てるかで悩んだ。星崎診療所や「生協のんびり村」などは、単独でも本にすることのできる話題がいくつもあり、どこまでものめり込んでいきそうになり、それでもどこかで切り上げなくてはならないのは困ってしまった。

この本が南医療生協の実践を通して、「生活の場で誰と何を協同するのか？」という生協哲学の問いかけと大切さを、一人でも多くの読者に伝えることができれば幸いである。

取材にあたっては、南医療生協組織部の大野京子部長に窓口となってもらい、忙しい仕事の中で多大なお世話になった。また出版に際しては、合同出版の上野良治社長に英断していただき、やっとのことで私の夢を形にすることができた。

取材をさせてもらったにもかかわらず、本で紹介できなかった方も含めて、誠にありがとうございました。

２０１１年10月7日　東日本大震災被災地にて　西村一郎

【著者紹介】
西村一郎（にしむら・いちろう）
ジャーナリスト・生協研究家
1949 年　高知県生まれ
1970 年　国立高知高専卒、東大生協に入協
1978 年　大学生協東京事業連合食堂部次長
1985 年　全国大学生協連合会食堂部長
1992 年　生協総合研究所研究員
2010 年　生協総合研究所を定年退職

【所属】
日本科学者会議、日本流通学会、現代ルポルタージュ研究会

【主な著書】
『協同組合で働くこと』（共著、芝田進午監修）労働旬報社、1987 年
『子どもの孤食』岩波ブックレット、1994 年
『北の大地から ── 北海道の農業は元気です』コープ出版、1993 年
『ＪＥＮ　旧ユーゴと歩んだ 2000 日』佼成出版社、2000 年
『知床から ── 地の果て観光文化のまちづくり』連合出版、2004 年
ほか多数

【連絡先】
info@nishimuraichirou.com

協同っていいかも？
南医療生協 いのち輝くまちづくり 50 年

2011 年 11 月 10 日　第 1 刷発行

著　　者　西村一郎
発 行 者　上野良治
発 行 所　合同出版株式会社
東京都千代田区神田神保町 1-28
郵便番号　101-0051
電話　03（3294）3506
FAX　03（3294）3509
振替　00180-9-65422
ホームページ　http://www.godo-shuppan.co.jp/
印刷・製本　新灯印刷株式会社

○刊行図書リストを無料送呈いたします。
○落丁乱丁の際はお取り換えいたします。

ISBN978-4-7726-1044-5　NDC369　188×130